吉濱ツトム
発達障害カウンセラー

アスペルガーとして楽しく生きる

発達障害はよくなります！

風雲舎

（はじめに）

発達障害はよくなります

はじめまして。吉濱ツトムです。

僕は今、発達障害の症状に悩む方や発達障害の家族がいる方へ、個人セッションという形で、症状緩和のためのトレーニングや指導を行なっています。

発達障害というと、とかく精神論や愛情の問題、根性論に結びつける人が多くて困ります。どうか皆さん、そんな言葉に惑わされないでくださいね。発達障害は心の病なんかじゃありません。これは、脳機能の問題です。発達障害であっても、体系的かつ実践的なメソッドを使えば、社会への適応力を向上させることができます。努力のベクトルさえ間違わなければ、確実に効果は出るのです。

これは、僕が多くのセッションを通じて来談者の劇的な変化を見続けてきたからこそ言えることであり、また、僕自身が強度のアスペルガーでありながら、このようにヒーラーとしてクライアントの皆さんに支持していただき、自立できていることからも、自信をもってお伝えします。

本書では、自閉症、アスペルガーとして生きづらさの真っただ中にいた僕が、どのようにして克服し、社会に適応していったかの軌跡をたどり、それを踏まえたうえで、皆さんにとって生活改善のヒントとなるような実例を紹介していきます。

アスペルガーとして生きることは、たしかに苦難が多いものです。でも、アスペルガーだからこそ秘めている可能性も多くあります。本書が、アスペルガー当人、およびそのご家族や関係者の方へ、明るく楽しい未来を確信するための一助となれば……そんな気持ちで書きました。

皆さんも、一緒にアスペルガーを楽しみましょう。

二〇一五年二月末

吉濱ツトム

アスペルガーとして楽しく生きる……目次

第五章　**吉濱セッションの活動と改善例**……131

カバー写真……………落合　淳一
カバー装幀……………山口　真理子
取材………………………西塚　裕一
編集………………………稲田　和絵

第一章

僕がアスペルガーになった日

自閉症だった幼少期

小学四年生まで、僕は自閉症でした。

三歳のとき、泣き方や周りに対する反応がおかしいことに気づいた両親は、僕を病院に連れていきました。知能検査をして出された診断は、知的障害。実際には非高機能自閉症だったのですが、当時の日本では自閉症という概念はまだ確立していなかったので、医師でも判断がつきにくかったのでしょう。

両親は、医師の診断どおり、知的障害の子どもなのだと理解しました。まだ当時は知的障害に対する強い偏見があったため、その診断を隠し、普通の子どもと同じように扱うことにしたようです。

幼稚園では、なにかとパニックの連続で、部屋の端っこで半狂乱になって泣き続けたり、目の前にいる人がとにかく怖く、近づいてくるクラスの子どもを突き飛ばしたりしていました。水道の蛇口をひねってひたすら水を飲み続けたこともあります。自閉症特有の症状です。

小学校への進学を間近に控えたころ、先生は、「特別支援学級を紹介するから、そちらへ行ってみてはどうか」と両親に薦めてくれました。しかし両親は世間体をはばかり、僕を普通の小学校に入学させたのです。

小学校に通いはじめても、半狂乱のパニックはおさまりません。とにかく学校が怖くてたまらず、朝の支度の段階から、母親に抱きついては「いやだ！　いやだ！　行きたくない」と泣き続けます。玄関に立つと、体の震えが止まらないのです。まるで処刑場にでも送り込まれるような極度の恐怖と緊張に襲われ、足がすくんでしまうのです。

決死の思いで家を後にして、重い足どりで学校へ行きます。通学途中、犬や猫、道端に咲く花が目に入るたびに、ああなれたらどんなに楽しいだろうと胸がいっぱいになります。

学校への道順は、自分の中に絶対のルールがあります。この道では左右どちらの足を先に出すかにはじまって、歩幅や速度まできっちり決まっています。映画「レインマン」にも同様のシーンが出てきますが、同じ道をいつもと寸分の狂いもなく進まないと、どうにもこうにも気がすみません。

強い自閉症の場合、違う道を行くというだけで、崖から飛び降りなければいけないような絶体絶命の精神状態に追い詰められます。車が停まっていて自分の行く道が遮《さえぎ》られていれば、車がどいてくれるまで立ちつくす。赤信号でも、かまわず進む。〝信号のおばさん〟に危ないと制止されようものなら、もう途端にパニックです。体が小刻みに上下に揺れはじめ、だんだん揺れが大きくなり、ついには泣き叫んでしまいます。

登校する児童の間ではすっかり有名になっていたので、誰も心配なんてしやしません。大笑いされるか、真似してからかわれるかのどちらかです。通勤中の大人もしらんぷり。登下校の見守りの人か先生が駆け寄ってくれますが、パニックがおさまっても、その場で膝をかかえていつまでも座り込んでいる始末。らちが明かないので、先生が背負って学校まで連れていってくれることもしばしばでした。

ようやく学校にたどりついても、今度は教室に入れません。ドアの前で立ちすくんでしまいます。入ろうと思うのに、どうにもこうにも足が前へ動きません。クラスメイトや先生に押されて、ようやく教室に入る。週に二回はそんな感じでした。

授業が始まるまで、クラスメイトはふざけたり騒いだりしています。そうした騒がしさは、僕にとってはものすごい恐怖なのです。初めはちゃんと聞こえていたみんなの話し声が、しだいにぼんやりとかすれていき、何を話しているのか意味がとれなくなります。そして少しずつパンパンという乾いた銃声のような音に変わっていくのです。誰かに話しかけられても何を言われているのか分からないので、ただ呆然としてしまいます。そうして相手から黙って離れるか、再度話しかけられてまたパニックに陥るかのどちらかでした。

そのころは、話すことと書くことがほんの少しできる程度で、学校の授業についていける学力ではありません。勉強どころか、日常生活にまで支障をきたすありさまだったのです。一時間目は、なんとか授業を受けることができました。授業を受けるというよりひたすら耐えている感じですが、それでも何度かパニックを起こします。白いチョークで書かれた文字が、突如ミミズや細菌のようにうねうねと動きはじめ、黒板の外に踊り出してくるのです。文字たちはしばらく宙を漂ったあと、ゆっくりと動きを止めます。そして、くるりと向きを変えると、僕のほうを睨《にら》みつけるように狙いを定めるのです。すると突然、猛スピードで僕のほうに向かってくるではありませんか。その攻撃は鋭利な痛みとなって僕に襲いかかります。たまらず、「ギャー！」と叫びます。もちろん、先生にもクラスメイトにも、僕が文字に襲われているところが見えるはずもありません。みんなには、僕がいきなり発狂したように映ってしまうのです。肥満児で体の大きい僕を押さえ込むのはいつだって先生の役目でした。

文字たちは鋭利な痛みとなるほかに、別の姿でも襲ってきます。『ゲゲゲの鬼太郎』に出てくる〝一反木綿《いったんもめん》〟のようになって僕の体に絡《から》みつき、首を絞め、鼻と口をふさいでくるのです。あまりの苦しさに気絶してしまったことも、一度や二度ではありません。

二時間目になると、今度はクラスメイトが僕に耐えられなくなってきます。授業の妨害になるというので、僕は職員室送り。職員室に入ると、僕は慣れた様子でいつもの空いている席に座り、ひたすら絵を描きはじめます。ここで天才的な絵の才能でも発揮できればよいのですが、残念ながら、そんなことは起こりません。僕が描くのは、絵といっても、先生が答案用紙につけるような尻切れの丸。それを、わら半紙にシャッシャッと何時間も描き続けます。なぜか、丸を描いていると心地よかったのです。それでもおとなしくできないときには、母が呼ばれることもありました。

そんなふうでしたから、当然、イジメにも遭いました。ほとんどがやんちゃ盛りの男子からです。一年生、二年生とイジメの兆候はあったのですが、三年生のときがピークでした。持ち物を隠され、パニックになっている様子を真似されました。大声で話しかけられるとパニックを起こすと分かっているので、彼らはわざと大声で話しかけてきます。決めていたとおりの順番で歩こうとすると、その前に立ちふさがって邪魔をします。校庭に連れ出し、ドッジボールに僕をむりやり引き込み、集中砲火を浴びせます。激しいイジメは、三年生の終わりまでずっと続きました。

四年生になって、新しい担任の先生がイジメに気づき、ようやくイジメから解放されたのです。

同じ行動を繰り返さずにはいられない

規則的な行動に対する僕の異常な執着は、学校の登下校の道順や教室の中だけではなく、もちろん自宅でも起こります。

よくやったのは、隅っこ巡礼です。リビングの壁の角《かど》で立ち止まり、その角をじっと見つめます。見つめるのは、きっちり八秒間。八秒たったら、左回りで次の角に移ります。なぜ八秒なのか、どうして左回りなのか、自分でも分かりません。でもなぜか、そうすると落ち着いていられるのです。

ところが、その落ち着きもつかの間、四、五分もたつと、だんだんと苛立《いらだ》ってきます。それでも、回ることはやめられません。そして、そんな自分に、ますます苛立ちはつのります。それでもなおやめられない。ついには、どうしようもなくなって泣き叫びます。そうなってもまだやめることができないのです。

家族の誰かが気づいて止めに入らなければ、泣き叫びながら何時間でもぐるぐると回り続けます。リビングから連れ出されて四、五十分もすると徐々に落ち着いてきますが、リビングに戻るとまた同じことを始めてしまう。これを、週に二回はやっていました。

電卓叩きも同様です。学校から帰ると、僕は真っ先に電卓を手にとり、叩きはじめます。ただやみくもに叩き続けるのです。母に、「数字、数字」と言って、数字を言ってもらうこともありました。そうなると母は大変です。僕が納得するまで、あらゆる数字を言い続けなくてはなりません。そうしないと僕がパニックを起こすのですから。電卓叩きは、三、四時間に及びました。

テレビが怖い、電話が怖い

僕は、テレビに対して、えもいわれぬ恐怖を感じていました。なぜか映像の中に吸い込まれると思い込んでいたのです。

その映像が日本のものならまだしも、外国の景色が映っていようものなら、途端にパニックです。見知らぬ国では、とても生きていけません。死んでしまうんじゃないかという恐怖で、頭はいっぱい。アフリカの飢餓の報道や、中東紛争などの戦争のニュースなんて、もう耐えられません。一目散に逃げ出すか、がくがく震えたままその場で硬直し、声も出せず、涙があふれるまま、しまいには失禁してしまいます。

当時、僕は写真記憶ができたのですが、そうした恐ろしい映像を見てしまった夜には、必ず、テレビで見たのと寸分たがわぬ、とてもリアルで鮮明な夢が待っていました。そしてまたパニック。目が覚めた後も、恐怖は続きます。一日に十回も恐怖の映像が脳裏《のうり》によみがえり、そのたびに、自分がその映像に吸い込まれるような恐怖に脅えていました。しかもそれが一ヵ月は続くのです。それに気づいた両親はテレビアンテナのコードを抜いてしまいました。

テレビと同様、電話も恐怖の対象でした。真夜中に突然、家の玄関の戸をドンドン！　ドンドン！　と激しく叩かれれば、誰でも驚き、恐怖を感じるでしょう。当時の僕は、電話が鳴るだけで、それと同様の恐怖に襲われ、パニックになったのです。

電話はリビングにありました。古いタイプの黒電話です。僕がたまたま電話のそばにいるとき、突然電話がリーン、リーンと鳴ったとします。たいていは、即、失神です。失神しなかったときは、小刻みに体が震え出し、涙があふれ出します。そしてまた、いつものパニックに陥り、「ギャー！」と絶叫です。

いつ電話がかかってくるかは分かりません。そのころの僕は、予測がつかないことや自分の規則と異なることに対して、異常な恐怖を感じていました。大人になってからはだいぶやわらぎましたが、それでも電話が鳴るたびいまだにビクっとしてしまいます。

毎夜の悪夢

悪夢にも悩まされていました。当時の悪夢には、だいたい三つのパターンがあります。

一つは、女鬼《おんなおに》です。暗闇の中、般若《はんにゃ》のような顔をした女鬼に追いかけ回されています。女鬼は最初一体だけですが、徐々にその数が増えていき、しまいにはあたり一面、女鬼だらけになります。僕は息苦しさでパニックになり、苦しさのあまり気を失ったタイミングで逆に目を覚ますのです。

別の夢では、暗闇の中で同じように一体の女鬼に追いかけ回され、ついには捕まってしまいます。

やおら包丁を取り出す女鬼。必死に抵抗を試みますが、体はぴくりとも動きません。女鬼は、僕の肌に刃《やいば》を突き立てます。しかし、ひと思いに刺さないで、刃先で体を撫《な》でるように少しずつ少しずつ傷つけていくのです。包丁の刃を皮膚と平行にして、何度も何度も薄皮を削《そ》ぐのです。だんだんとその削ぎ方が深くなっていきます。あまりの痛みと恐怖に、僕は大声で泣き叫びます。そして、自分の叫び声で目を覚まします。

二つ目の悪夢というのは、両親の夢です。暗闇の中、あろうことか両親が包丁を持って僕を追いかけてくるのです。必死になって逃げ回ります。やっと逃げ切ったかと思うと、またすぐ目の前に立ちはだかる両親。父は僕に飛びかかり、馬乗りになります。助けを求めて母の姿を探すと、母はすぐ横に正座して無表情でじっと僕を見つめています。

僕は「お父さんごめんなさい！　お母さん助けて！」と叫ぶのですが、二人は黙ったまま返事をしません。そして母が冷たい微笑みを浮かべながら、「手間のかかる子。生まれてこなければよかったのに……」と呟《つぶや》き、僕の口と鼻を手のひらで押さえつけるのです。僕は苦しくなって目を覚まします。

三つ目の悪夢は宇宙の夢です。僕は、宇宙空間を一人で漂っています。もうすでにこの時点でパニックです。しばらく漂ったあと、僕の体は急に猛烈な勢いで落下しはじめます。今まで底なしの真空だった宇宙空間に突然、黒光りする固い地面が現われます。

僕は、頭から吸い込まれるように、真っ逆さまに落ちていきます。どんどんスピードは増し、地面がいよいよ近づくと、そこで突然、全てがスローモーションになるのです。地面に叩きつけられ、スローモーションでゆっくりゆっくり頭が砕け散る。僕は叫び声を上げ、またもやその声で目を覚まします。

目を覚ました現実の僕は、布団の中で汗と涙にまみれ、全身ずぶ濡れ。体中が痺《しび》れていて、激しい頭痛がします。特に宇宙の悪夢に襲われた日は、一日中頭痛に苦しめられ、横になってじっとしているしかできません。

こうした悪夢を繰り返し繰り返し見てきました。

眠ることは、恐怖と苦痛以外の何ものでもなく、三十歳を過ぎるまで熟睡したことなど一度もありません。いつも眠気とだるさ、無気力にさいなまれていました。

熟睡すること、そして、倦怠感と無縁の生活を送ること、それが僕の長年の夢でした。

自閉症が治った

小学四年生のときのことです。

僕はいつも学校から帰った後は、一歩も外に出ませんでした。外は怖いものだらけだったからです。

ところがある日、自分でもなぜか分かりませんが、何かに導かれるように、突然自転車で外に出かけていきました。そのときの母の驚いた顔は今でも忘れません。自分から外に遊びに出るなんて想像もできないことだったのでしょう。いつだって僕は、自宅の庭でしか自転車に乗らなかったのですから。

今思い返しても、あのとき僕がどうして町の中を自転車で走り回るなんてことをしたのか、不思議でなりません。学校の登下校の道順もきっちり決めていて、そのとおりに進まないとパニックを起こすような僕が、恐怖に満ちた家の外に自ら出かけていく。しかも知らない場所を自転車で走り回るなんて、まったくもって信じられないことです。

その日、僕は事故に遭いました。

僕は、自転車で歩道を走っていました。歩道といっても、六十センチくらいの幅のどぶにコンクリートブロックをはめただけのもので、すぐ横は車道です。

自転車を走らせていると、向こうからおじいさんが歩いてくるのが見えました。僕はぶつからないようにおじいさんをよけます。そのとき、バランスを崩して自転車ごと車道側に大きく傾いてしまいました。あわてて足をつこうとしましたが、どぶにはめたブロックの厚み分だけ段差ができていたため地面に足が届きません。そのまま倒れ込むタイミングで、運悪く背後からバスがやって来たのです。

僕はバスの側面に頭を四回打ちつけて、跳ね飛ばされました。意識はあるものの、体中が痛くて声が出ません。「このまま死ぬのかな」という思いが頭をよぎりましたが、実際の僕の体は、激しい痛みとはうらはらに骨折一つありませんでした。

病院に運ばれCT検査を受けましたが、脳に異常は見られません。でも頭を打っていたので、二日間入院することになりました。

退院してからの僕は、劇的な変化を遂《と》げていました。まるで別人に生まれ変わっていたのです。家では普通に家族と会話ができるようになったし、リビングの隅っこ巡礼も、電卓叩きも、いっさいやりません。学校に行くときも道順へのこだわりがなくなり、普通に登校できるようになりました。教室に入ったらクラスメイトに「おはよう」とあいさつをして、ランドセルから荷物を出し、机にしまう。授業中には、手を挙げて率先して意見を言う。周りのみんなは、僕のあまりの変身ぶりに呆然としていました。

一般的には、事故などで頭を打って知的障害者になったという例が見られます。しかし逆に、極めてまれなのですが、頭を打って知的障害が飛んだという症例もあるのだそうです。僕の場合も、そうした珍しいケースの一つだったのかもしれません。

僕はなぜか、この急激な変化をすんなり受け入れていました。終わりの見えなかった恐怖から解放された安堵感に包まれ、僕は幸せを噛みしめていました。みんなと同じ普通の人になれたのだと、そのときは思っていたのです。

自閉症から一転、アスペルガーへ

自閉症が治ってからというもの、ひどいパニックを起こすこともなくなり、両親にもあまり手をかけなくなりました。変わり者で面倒くさい面があるのは相変わらずですが、露骨におかしな行動はとらなくなったので、両親は「世間体が保てるようになった」と喜んでいたようです。

ところがどうでしょう。自閉症が治ったかわりに、今度は一転してバリバリのアスペルガーになっていたのです。アスペルガーが症状を発すると、きわめて扱いにくく、腹立しい人間になりがちです。僕の場合もまさにそれで、結果として、家の中では父としょっちゅう衝突するようになりました。

父は自分からは何も言ってきませんが、父も僕も、自分なりのルールをそれぞれに持っていました。いろいろなことについて事細かな決まりごとがあって、お互い譲ることを知りません。そのせいで、ものの言い方一つで、いちいちぶつかることになりました。

父親は命令されるのが大嫌い。僕も指図されるのが大嫌い。にもかかわらず、二人とも他人に命令するのは大好きなのです。だから、一方が「ちょっとそれ取って」と言っただけで、もう一方が頭にくるなんていうことが起こります。

父は典型的な堅物でしたが、今思えば、軽いアスペルガーの症状が出ていたようです。僕のアスペルガー遺伝は父方から来ているのでしょう。父のその遺伝子は、間違いなく祖母から受け継がれたものです。

祖母は、女性にしては珍しいほど強いアスペルガーの症状を持っていました。強い発達障害の症状を持つ母親から生まれた子どもには、それなりに強い症状が出るそうです。しかし父には、極端に強いアスペルガーの症状は出ず、いたって真面目で働き者の父でした。

それでも、ときとしてアスペルガーの症状が顔を出します。人に何かを指摘されると、ものすごい剣幕《けんまく》で怒り出すことがあるのです。

ある日、家族みんなで買い物に出かけたときのこと。父が車道側にせり出して歩いていたので、母が「お父さん、危ないわよ」と注意しました。すると父親は突然、顔を真っ赤にして「俺のことをそんなに弱い人間だと思っているのか！」と怒り出したのです。

これはアスペルガー特有の「認知の歪《ゆが》み」という症状の一つです。普通なら「自分のためを思って言ってくれたのだな」と受け取るところですが、アスペルガーの場合は「自分は責められている。否定されている」と受け止めます。アスペルガーは、否定されること、傷つけられることに対して、異常なほど激しい怒りを覚えるのです。

僕もそうでした。アスペルガーの症状が出てきてからというもの、被害者意識が極端に強くなったのです。たとえば、ある人に声をかけ、その人がそっぽを向いたまま生返事をしたとします。その人はたまたま何かに気を取られていただけで、悪意も何もありません。よくあることです。しかし僕は、自分がバカにされたと思い込み、激しい怒りが込み上げます。町を歩いていて、すれ違いざまに誰かがくすっと笑ったことがありました。その人たちの会話の内容に反応しただけなのでしょうが、僕は自分が笑われたと思ってたまらなく悲しくなりました。そして一日中、落ち込んでしまうのです。

授業中、僕が手を挙げているのに最初に指してもらえなかっただけで、「先生は僕を相手にしてくれないんだ」と、その日はずっと悲しみに沈んでしまいます。

当時の僕は肥満体型で、太っていることをすごく気にしていました。誰かが偶然僕のお腹に触れようものなら、被害妄想全開で、「バカにするな！」と怒鳴ります。祖母は相撲が好きで、しょっちゅう相撲のことを話題にするのですが、それが耳に入るたびに、「僕が太っていることをからかいたいんだろ！」と怒りにかられて叫ぶのです。

この被害者意識は実にやっかいで、とどまるところを知りません。純粋に僕を思って言ってくれた言葉でも、泣いて激怒します。朝食のおかずにソースをかけようとしたとき、母が「醤油のほうがおいしいよ」と薦めると、「僕を味音痴だと思っているんだ。ひどい！」と、泣きながら猛抗議です。冬、薄着のまま外出しようとした僕に、母が「もう少し着ていきなさい」と言うと、「すぐ風邪を引く弱虫だって言いたいんだろ！」と、また泣きながら激怒します。一事が万事、こんな調子です。

こうした極端な被害者意識の症状は、たいていの場合、年齢とともにしだいにやわらいでいくか、自分で抑えることができるようになっていきます。僕の場合は、中学生まで続きました。

母は、アスペルガーとは無縁の、ごく普通の女性でした。すごく繊細な人で、傷つきやすく、一つのことに深く悩んでしまう性格だったように記憶しています。とても優しい母でした。その母は、僕が中学二年生のときに家を出ていきました。姑《しゅうとめ》から激しく執拗《しつよう》な嫁いびりを受けた末の行動でした。

女性に強いアスペルガーの症状が出ることは、あまりありません。専門書によると、女性のアスペルガーの数は、男性の五分の一ぐらいだとか。症状も軽めに出る場合が多い。しかし、祖母はアスペルガーの強い症状を持っていました。母の持ち物を平気で壊し、隠すのです。母が大切にしている服をわざと汚したり、捨てたりすることもありました。母に関する嘘の話をでっちあげて、近所中に触れ回ったりもしていました。祖母は平気でそういうことをする人だったのです。ある種のパーソナル障害であったのだと思います。

これは、母にとっては耐えがたい仕打ちだったことでしょう。それに対して、父は「お前が我慢すればいい」の一点張り。母はだんだんと食事もできなくなるほどに追い詰められていきました。繊細で悩み深い性格でしたから、毎日の生活に耐えられなくなったに違いありません。

自己中フルスロットルな中学生時代

僕には十歳上の姉がいます。その姉が僕が中学生のときの通知表を見て、うっすらと涙を浮かべたことがありました。そして、僕を見るなり近づいてきて、僕の肩に手を置くと、「ツトム、大丈夫よ。きっと誰かがアンタを助けてくれるから」と、慰めなのか諦めなのかよく分からない言葉をかけてくれました。

アスペルガーに転身して以降、僕の学校の成績はそれなりによいほうでした。写真記憶ができたので、教科書を丸暗記するくらいは朝めし前です。ただ、友だちとの人間関係や生活態度、素行のほうには問題が山積み。なので、「そこそこ勉強はできるようだけれど、社会ではやっていけないだろう」というのが、僕に対する家族の共通認識だったように思います。そのときの姉も、僕の通知表の成績ではなく、先生のコメント欄を見て愕然としたようです。そこには、

「授業中、突然立ち上がって廊下を走りながら、世界は俺を中心に回っている！　と叫ぶのをやめてください」

「俺が革命起こす！　と叫ぶのをやめてください」

「校内放送をいきなり乗っ取って、勝手に演説するのをやめてください」

と、僕の奇怪な言動への注意が書いてありました。

なぜそんなことをしたのかと問われても、僕にだって理由は分かりません。ただそういう言動への抑えがたい衝動がわきあがり、気づいたらやってしまっているのです。

全員ではありませんが、アスペルガーは、「世の中をひっくり返したい」という強い思いを持っていることがあり、概して社会主義的、共産主義的な思想に向かいやすい。極端に走って、「戦争も辞さない」と本気で思い込んだり、「社会のシステムはことごとく悪である。今こそ革命を起こすときだ」と、過激な情熱を隠し持っていたりすることさえあります。独善

的な正義感が強いのです。授業中に突然、黒板の前に出ていって、あるいは机の上に乗って「諸君！」と演説を始める、そんなこともよくありました。

アスペルガーは論理的思考に長《た》けた部分があるので、滅茶苦茶な内容だとしても、一見すると筋が通っているような理論や理屈を構築することができます。そして、それを訴えたくて仕方がないのです。何かのきっかけでその衝動に火が点けば、誰も止めることなどできません。

中学時代の僕が、まさにそれです。最初、クラスメイトたちはそんな僕に呆れ、悪口を言ったりしていました。ところがしばらくすると、「外から見ている分には変なやつで面白いから、まあいいか」と変わってきます。でも、「友だちには絶対なりたくない」と、はっきり距離を置かれました。中学時代、僕には一人の友だちもいませんでした。

ある日のことです。僕は突然立ち上がり、「先生の教え方は認められない！」と大声で叫び、クラス中の机を教室の入口に積み上げてバリケードを築きました。先生が教室に入るのを阻止するためです。

きっとテレビか何かで見た学生運動の様子に影響を受けたのでしょう。でも、そのときには僕なりの理屈があったのだとは思いますが、理由はともあれ、いったん火が点いたら最後、突っ走らないと気がすまないのです。

アスペルガーには、大きく分けて「内向型アスペルガー」と「積極奇異型アスペルガー」の二種類があります。僕は小学校四年生までは自閉症と診断され、その中の非高機能自閉症というものだったのですが、あえてアスペルガーの症状に重ねていえば、完全に内向型でした。それが事故のあと突然、積極奇異型のアスペルガーに変わってしまったのです。

積極奇異型というのは、簡単にいえば、過剰な積極性を持ったＫＹ（空気を読めない人）で、著しく協調性に欠ける人のこと。中学時代の僕は、まさにその典型であったといえるでしょう。休み時間、クラスメイトのお喋りにちょっとでも気になるところがあると、僕はそこに飛んでいき、会話に割って入ります。そして「それは違う！」と口角泡を飛ばして一方的に持論を語り、終わるやいなや、「じゃ！」と立ち去る。みんなは唖然として何も言えません。廊下を歩いている女子生徒を捕まえて、「お前のその姿勢はおかしい！　歩き方がおかしい！」といきなり説教を始めたこともありました。はた迷惑な話です。周囲の人は、僕のやることなすこと全てがうっとうしかったに違いありません。

当時の僕は、いわゆる不良に、ボコボコにされることがよくありました。というのも僕は、相手が不良であっても一向にかまわず、片っ端から捕まえては演説をぶっていたからです。彼らにすれば、僕の演説なんて単なるイチャモンです。当然ケンカになります。殴られます。しかし僕はひるむことなく暴力を振るった不良をあとで捕まえ、「あの暴力はなんだったんだ！」とまたしつこく演説をぶちます。当時の僕には粘着的な気質も多分にあり、その不良の住所を調べ上げては家まで行って、呼び鈴をピンポンピンポンポン押しまくりました。

さすがの不良たちも、「こいつを相手にするとヤバイ」と思ったようです。

学校の先生も、しまいには、僕に対してあまり干渉してこなくなりました。初めは僕の無茶苦茶な振る舞いを押さえ込もうと躍起でしたが、いったん衝動に火が点くとどうやっても諦めないヤツだと分かったのでしょう。校庭での全校集会で、先生にいくら怒鳴られても演説をやめずに粘った結果、そのまま最後までやらせてもらえたこともありました。先生にとっては不本意だったでしょうが、それほどまでに、僕は手がつけられない生徒だったのです。

積極奇異型アスペルガーというのは、このように面倒くさい性質を持っています。

誰もが持っているアスペルガー的症状

アスペルガーというのは、発達障害の一種です。発達障害は脳の機能障害によって起こる症状で、病気とは違い、基本的に完治することはないと言われています。

発達障害と聞くと、親の愛情不足であるとか、本人の怠け心からくるものだとか言う人がいますが、これはまったくもって見当はずれ。発達障害は脳の機能の問題なので、原因は心にあるのではなく、生理的な部分にあります。生理的な原因である以上、いくら愛を語っても、精神を鍛《きた》えても、意味がありません。有効なトレーニングをコツコツと積み重ねていくことが大切なのです。

アスペルガーの症状というのは、これといって特別なものではありません。誰もが持っている性質です。アスペルガーは、その度合いが極端に高かったり、抱えている種類が多かったりという、それだけのことにすぎません。

たとえば、初めての人に会うときや、初めての場所に行くときには、誰だってある程度緊張するものです。アスペルガーの場合、それが過剰になります。さほど重要でもない打ち合わせで、初対面の人の前で手が震え出すのはちょっとおかしい。自分のミスを指摘されれば誰もいい気はしませんが、激しく怒り出すのは問題です。ちょっと通常の反応と違う。どこか過剰で、極端に欠落しているところがある。それがアスペルガーです。

最近、僕のところへアスペルガーのお子さんを持つご夫婦が訪ねてきました。お子さんは小学校で、掃除のときに必ずいじめられるのだそうです。普通にホウキで掃《は》いてゴミを集めることはできるのですが、チリトリが使えない。クラスメイトがどんなに教えてもできない。その子は、カップラーメンのフタを開けることもできないそうです。知的障害かというとそうではなく、学校の勉強はよくできるとのこと。

アスペルガーの場合、普通の人から見れば、「これができるのに、なんでこれができないの?」と不思議に思うようなことがたくさんあります。僕は、化学に出てくる難しい物質名、たとえば「ポリオキシエチレンアルキルエーテル」といったような名前なら、すぐに覚えられます。一方で、漢字がなかなか覚えられない。何度試みても、誕生日の「誕」の字を書くことができません。パソコンの漢字変換で、候補の中から正しい漢字を選ぶことはできても、自分ではどうしても書けないのです。アスペルガーには、できることとできないことが極端に細分化されるケースが、ままあります。ある一点で極端に秀《ひい》でているのに、別の一点でとんでもなく劣っていたりするのです。

アスペルガーは基本的にコミュニケーションが苦手で、みんなと楽しく雑談ができません。コミュニケーション障害と呼ばれるものです。その反面、自説を一方的に喋るような演説はたいへん得意だったりします。

僕は「ずいぶんと流暢《りゅうちょう》に話しますね」とよく言われます。セミナー講師として円滑に話すことならできるからです。しかし、にぎやかなところに場を移すと、とても喋りづらくなり、頑張っていないとすぐに黙り込んでしまいます。レストランや人混みの中では極端に口数が減りますし、歩きながら話すなんて、まず無理です。相手が何を言っているのか分からなくなってしまうのです。静かな環境でなければ、僕は自分の能力を発揮できません。コーヒーショップやファミリーレストランで相談を受けたり仕事の打ち合わせをしたりするなんて、僕にとってはありえないことです。今では大幅に改善されてきましたが、それでもやはりまだ静かな場所でないと自分を発揮しきれません。

なぜこのようなことになるのかというと、アスペルガーは、自分が受け取る情報や刺激の優先度を決めることができないからです。通常、人の耳というのは、自分にとって大切な会話を無意識に選びとり、それ以外の雑音をシャットアウトして、話に集中できるようになっています。しかし、アスペルガーはその機能を失っているのです。どの音が重要なのかを選び出さないといけないのに、雑音も大事な会話も平等に、全てを同等に受け取ってしまいます。つまり、目の前で何人もの人たちに同時にものを言われるのと同じような状態になって、だから混乱してしまうのです。

音だけではありません。僕の場合、視覚情報にも優先順位をつけられません。たとえば自分のセッションルームに物があふれていると、主役の相談者を差しおいて、見えるもの全てが主張をはじめ、混乱をきたします。だから、僕のオフィスは殺風景なほど何も置いていないのですが、それでももっと物を減らしたいくらいです。

アスペルガーというのは、極端に鈍感な部分がある一方で、異常なまでに敏感な部分も持っています。外部からの情報に対して、聴覚や視覚、嗅覚、触覚などの知覚が極端に敏感で、全ての情報を同時に受けてしまうのです。アスペルガーと診断されるほどの症状を持つ人は、日本人なら一〇〇人に一人ぐらいの割合で存在します。また、日常生活に支障が出るほどの症状を持つアスペルガーは、日本人五十〜六十人に一人の割合です。

もちろん誰だって周囲の環境から多少の影響を受けていますが、普通の人であればたとえ自分の苦手な環境であっても、ある程度の能力を発揮できるものです。けれども、アスペルガーの場合は、環境による影響の受け方が極端で、いっさい能力が発揮できなくなってしまいます。これでは仕事は成り立ちませんし、生きていくのも困難です。アスペルガーにとって、自分に合った環境を確保することは、死活問題なのです。

アスペルガーなどの発達障害は、医学的には脳の器質障害だといわれていますが、これは度合いの問題にすぎません。生まれつき肝臓が弱かったり、関節が弱かったりする人がいますよね。これも度合いの問題です。たとえば、一人は生まれつき関節がちょっと弱い、もう一人は関節が曲がっている、とします。前者は、「関節が弱いね」ですみますが、後者は「障害者」と呼ばれます。アスペルガーも、これと同じことです。誰もが持っている傾向なのですが、度合いとして極端に出てしまった人たち、それがアスペルガーなのです。

アスペルガーへの理解と誤解

こういう極端な傾向を持つアスペルガーは、どうしても社会生活を営むうえで浮いた存在となりがちです。変わり者だと思われたり、ときには劣っている人間だと思われることもあるでしょう。アスペルガーについての知識を持つ人からは、かわいそうな人だと同情されたり、その一方で、発達障害の症状のせいにしている怠け者だと揶揄《やゆ》されたりもする。そして、その極端さのせいで、非常識だと思われ、トラブルメーカーとして敬遠されがちです。まったく社会に適応できないという誤解も多く、周囲から〝お荷物〟扱いをされてしまうこともよくあります。

世間で問題とされるのは、アスペルガーの短所ばかりです。専門書に書かれている症例も、実はアスペルガーの短所についてが大半を占めています。そして、発達障害の専門医、教育関係者、障害者雇用人事担当者、家族など関係者の多く、さらには当人すらも、アスペルガーは負の症状だけを持っていると思い込んでいたりするのです。

そうではありません。アスペルガーは、実にたくさんの長所も持っています。今まで僕が数多くのアスペルガーと接してきた印象としては、短所よりも長所が際立《きわだ》っているアスペルガーのほうが圧倒的に多い。もちろん短所のほうが目に付きやすいのですが、症状の適切な改善方法さえ分かれば、アスペルガーの短所の大半は改善することができます。短所を改善し、長所を伸ばしていけば、アスペルガーは、傑出した人材となりえるのです。

アスペルガーだからといって、その人がアスペルガーの特徴とされる長所や短所の全てを持っているわけではありません。場合によっては、短所ばかりに傾いて問題ばかり起こすかもしれませんが、その分、逆に長所のほうを多く持っていて、それが伸びて、すばらしい才能を発揮する人だっているわけです。

同じ発達障害でも、アスペルガーとＡＤＨＤ（注意欠陥・多動性障害）は違います。最近では、発達障害がテレビや新聞、雑誌などでも話題にのぼることが増えてきましたが、そのほとんどがアスペルガーに関する内容です。アスペルガーのほうが症状としては圧倒的に重く、問題になりやすいからです。

しかしこれは、裏を返せば、それだけアスペルガーが秘める能力の可能性が高いということを示しています。

第二章

どうやって生きていくか

積極奇異型から内向型へ

小学四年生のとき、交通事故をきっかけとして自閉症（非高機能自閉症）からアスペルガー（積極奇異型）に転身した僕は、その後の中学時代前半を自己中でKYな問題児として過ごしていました。ところが、中学後半のある時期から、今度はおとなしい内向型のアスペルガーに急変してしまったのです。

これは、僕の体に代謝障害が現われたことが原因でした。医学的には、アスペルガーは脳の器質障害とされています。しかし実際には、代謝機能の低下も大きくかかわっているのです。代謝とは、エネルギーの摂取と消費を自動的にこなしてくれる体のシステムのことです。眠っている間など、人は意識しなくても呼吸をしているし、消化吸収だってしています。何もしなくてもひとりでに営まれるこの生理作用を、基礎代謝と呼びます。

またご飯を食べると、つまり炭水化物を摂ると、それが胃で分解されてブドウ糖に変わります。それが小腸から吸収されて、血糖値が上がります。血糖値が上がるとインスリンが出て、また血糖値を下げ、元に戻ります。この一連の生理作用が、糖代謝です。

発達障害は、この基礎代謝、糖代謝に深刻な異常が生じることが引き金となって発症します。代謝に異常が生じると、脳の器質障害にスイッチが入って、アスペルガー特有の症状が出るというわけです。

十代前半ぐらいまでは体が若いため、代謝異常はあまり見られません。もしこの時期に代謝異常が見られたら、早い段階から治療や改善に取り組まないと危険です。このころから代謝に異常が見られるようだと、十代後半になるとそれが一気に加速し、急速に代謝機能が失われてしまうことがあるからです。こうなってしまったら、もう簡単には対処できません。

当時の僕はそんな知識を持ち合わせていなかったので、無防備に毎日を過ごしていました。そこへ、急に甘いものを大量に食べるようになったことで、深刻な糖代謝異常を発してしまったのです。積極奇異型のアスペルガーから内向型のアスペルガーに変化したのは、そのせいでした。

そうなると、以前のように無謀な行動はまず起こしません。学校や自宅でも、人が変わったように、一気におとなしくなりました。誰かに話しかけられても、必要最低限のことだけ受け答えして、あとは「僕には関係ありません」という態度です。

基礎代謝の低下というのは、すなわち血流の低下です。血流が低下すれば、当然のことながら脳の血流だって低下します。脳の血流が落ちていちばん影響を受けやすいのは、前頭葉《ぜんとうよう》という部分です。この前頭葉は、人の意志力、積極性、対人コミュニケーション能力などをつかさどっていて、大脳辺縁系の扁桃核《へんとうかく》というところを管理しています。扁桃核は、恐怖やストレスを感じるホルモンを分泌させるところです。前頭葉が正常に機能していれば、扁桃核をしっかりと管理することができるので、情緒も安定します。

ところが、基礎代謝が落ちて血流が低下すると、前頭葉が機能不全を起こします。すると、管理しきれなくなった扁桃核が暴走して、大きなストレスを感じるようになるのです。

この状態が慢性的に続くと、情緒の安定を促すセロトニンという物質の分泌が低下します。さらに、やる気や積極性、対人コミュニケーションに関係するドーパミンの分泌も下がります。こうなると、人はしだいに鬱《うつ》になっていきます。

僕は、中学後半から甘いもの中心の食生活になっていきました。母が家を出ていったため、僕の食事を正しく管理してくれる人がいなくなったのです。たちまち僕は、自分の好きな甘いものしか食べなくなってしまいました。運動なんていっさいしません。そのせいで、基礎代謝はどんどん低下していきます。基礎代謝が下がれば、糖代謝も乱れます。血糖値が極端に上がったり下がったり、常に乱高下するようになりました。

血糖値の極端な乱高下によって、今度はセロトニンやドーパミンのシステムの機能が、さらに低下していきます。そうなると次は、自律神経に支障をきたすようになって、自律神経失調症やパニック障害の症状が出はじめました。僕の糖代謝異常はどんどんひどくなり、ついには、糖質を摂っても上がるはずの血糖値が上がってくれない、いわゆる低血糖の症状が続くようになってしまいました。血糖値がまったく上がらなくなると、大変です。体にとっては、飢えている状態と変わりません。どんどん体がだるくなっていきます。体はなんとか無理にでも血糖値を上げようとするので、怒りや恐怖を感じさせるアドレナリンやノルアドレナリンが過剰に分泌され、情緒をより一層不安定にします。

甘いものばかりを食べていたために、必要な栄養はまったく摂れておらず、体は筋肉を分解して栄養を作ろうとします。筋肉は減っていき、それによってさらに基礎代謝は低下し、完全に負のスパイラルにはまり込んでしまいました。当然のことながら、精神的にもどんどん内向的になり、鬱の状態が続くようになりました。

砂糖中毒

糖代謝異常にはいろいろ種類があります。僕の場合は、ご飯を食べても食べても、ずっと血糖値が低い状態のままでした。低血糖というのは、体に大きな負担をかけます。その負担を回避しようと、体は血糖値を上げたがります。つまり、体が糖を求め、甘いものを食べたくて食べたくてたまらなくなるのです。

基礎代謝や糖代謝が乱れたことで前頭葉の働きが弱くなっていて、理性がなかなか働きません。そのせいで、砂糖中毒の状態から、さらに抜けにくくなっていきます。砂糖を摂ると、快楽物質であるエンドルフィンが分泌されます。これは麻薬のような強い作用をもたらします。大量の砂糖を摂り続けると、「砂糖を摂取する→エンドルフィンが分泌され、快楽を感じる→脳がエンドルフィンの快楽学習をし、砂糖を求めるようになる→前頭葉の機能が落ちているため意志が弱い→欲求のままに砂糖を摂り続ける」という負のループから抜け出せなくなってしまいます。アスペルガーに何らかの中毒症が多いことは半ば常識となっていて、どの専門書にもたいてい書かれていることです。

僕の砂糖中毒はすさまじいものでした。甘いものばかり食べるようになったのは中学二年生ごろからですが、一年もたたないうちに、すでに中毒の傾向が出はじめていました。体は完全な糖代謝異常をきたしていて、砂糖を摂ったらいけないと分かっていても、摂らずにはいられない悪循環です。

朝はどんぶり一杯に白砂糖を盛り、スプーンでそのままパクパク食べていました。昼は学校でハーゲンダッツのクリスピーサンドを六個、板チョコを二枚、スニッカーズを三本食べます。夜はカップのハーゲンダッツを四個、あんぱん、まんじゅうを二個ずつ、ケーキ二個が定番です。大好きな牛乳には、いつも大さじ三杯の砂糖を溶かして飲んでいました。

頭の中は、四六時中、甘いもののことでいっぱいです。肉も魚も、野菜もいっさい食べません。甘いもののほかには、白米やそうめん、ポテトチップスといった炭水化物ばかりを食べていました。どれもこれも体に必要な栄養などなく、ほとんど糖の塊《かたまり》です。体は急速に糖代謝異常を進行させていきました。

こんな食生活を何年も続けていた結果、二十歳のとき、ついに血尿が出てしまいました。さすがにこれはまずいと思い、泌尿器科に駆け込みます。すると医師が僕の顔を見るなり、「君、甘いものが好きでしょう?」と言うのです。「どうして分かるんですか?」と驚いて聞き返すと、その医師は「だって色が白すぎるよ。甘いものをたくさん食べている人間の白さだ。間違いない」と言うのです。

検査の結果は、砂糖の摂りすぎによる、腎臓の機能低下でした。

それがきっかけとなり、僕は砂糖中毒から抜け出すことを決意します。血尿が出たというのは本当に大きなショックで、それだけで、特に努力することもなく砂糖の量を半分くらいに減らすことができました。とはいえ、半分でも過剰な糖質量です。僕は本気で取り組みました。

まず、砂糖をこのまま摂り続けたら、僕の体にどういうことが起こるのかをシミュレーションしてみました。このままでは、おそらく腎盂炎《じんうえん》を起こすことでしょう。そこで腎盂炎の症状や腎盂炎にかかった人の症状を徹底的に調べました。本を読み、腎盂炎の患者さんに話を聞き、それらを「僕が砂糖を摂り続けた場合の将来」というタイトルで、文章にまとめます。その文章を繰り返し何度も読んで、頭に叩き込んでいくのです。自分で自分を洗脳する。そんな勢いでした。

努力の甲斐あって、血尿が出てから五ヵ月後には、なんとか甘いものをやめることができました。今考えると、あれだけ大量に砂糖を摂り続けていたのに、よく血尿くらいですんだものだと思います。

手かざしヒーリング

僕は今、発達障害のケアのほかにも、実は、スピリチュアルヒーラーとしての活動もしています。小さなころから、写真記憶ができたり、スプーン曲げができたり、不思議な力を持っていました。発達障害の現われ方が変化するに合わせて、その能力も現われたり消えたりしていたのです。

僕が持っていた変わった能力のうち、手かざしによるヒーリングは二歳のころからできていたようです。家族の誰かがけがをした、お腹が痛いといったとき、僕はトコトコと寄っていき、患部に手を当てます。そうすると痛みがおさまるのだそうです。

家族ははじめ、「子どものかわいい手で優しくさすられたら、心がなごんで気持ちよくなり、自己暗示によって治った気がするのだろう」ぐらいに思っていたようです。ところがひどい捻挫や激しい頭痛までもが、僕の手かざしで治ってしまう。それでようやく、自己暗示といった次元の話ではないと気づきます。手かざしのその能力は、小学四年生のときの交通事故以来、八年ほどの間、まったく姿を見せなくなりました。

不思議な能力が再び目覚めたのは、スピリチュアルに興味を持ち、どっぷりとその世界に身を投じてからのことです。

高一のときジョセフ・マーフィーの著書を読んだことをきっかけに、僕は精神世界に興味を持ちはじめました。人間の潜在意識、生まれ変わり、気功、超能力、死後の世界に関するものから、哲学書や人生論、統合医療関係の本まで、スピリチュアル周辺の本を手あたり次第に読みあさるという、ちょっと変わった高校生でした。

今もそうですが、僕は本を一冊買って読むと、それ以上、その著者の本は読みません。次は別の著者の本を読んでいきます。僕にはアスペルガーに加えて多動型ＡＤＨＤの症状も入っているので、注意があちこちに向かいます。同じ著者の本を何冊も読む前に、別の著者へと浮気してしまうのです。一冊の本をじっくり読むことができません。十冊ぐらいを机に広げて、一冊の本を十ページ読んだら次、次の本を七、八ページ読んだら今度はこっちと、同時に何冊も読んでいきます。そのほうが頭に入りやすいのです。これは一種の過読症で「ハイパーレクシア」と呼ばれる、発達障害によくある症状の一つです。

そうやって読み進めていた本の中に「オーラ視」のことが書いてありました。オーラというもののことは知っていましたが、自分にもオーラを見ることができるのかという興味があったので、本に書いてあることを見よう見まねで練習してみたのです。

まず、部屋を月明かりほどまで暗くします。そして、腹式呼吸で深いリラックス状態を保ったまま、指先が互いに触れない程度に両手を近づけ、両方の中指の間に視点を合わせます。そのまま焦点をぼかしてぼうっと中指の間の空間を眺めると、一ヵ月ほどで、ガスレンジの炎のような青色のオーラが見えるようになりました。さらに二週間ほどで、自分の体のオーラが見えてきました。自分の身体のオーラは、鏡を使って見ました。おもしろくなってさらに三週間ほど練習を続けると、他人のオーラが見えるようになったのです。図書館に行くと必ず眠っている人がいるので、その人の近くに行ってこっそり練習させてもらいました。いま思えば、これが、スピリチュアル的な能力が再び目を覚ますための第一歩だったように思います。

高校三年生になってからは、気功を習いました。

当時から「癒し」に関してとても興味があり、健康法やマッサージの本でいろいろ調べていて、そのときに気功のことを知ったのです。しかもそこには、誰でも簡単にできるというようなことが書いてあるではないですか。

当時通っていた整体院の先生が気功を習った経験があると聞いていたので、その気功の先生を紹介してもらいました。さっそく指導を受けてみると驚いたことに、その場ですぐに気が出せるようになったのです。何の苦痛もなく簡単にできたので、僕は、「これは、自分に向いている世界かもしれない」と嬉しくなりました。気功の先生のもとへせっせと通い、ときには自説のスピリチュアル論を先生に熱心に語ります。先生も僕の話を面白がって聞いてくれました。

そのうち先生から、「そんなに話したいなら、こういう会があるよ」と、宇宙意識研究会という会を紹介されました。名称はちょっと怪しいのですが、けっこう地に足の着いたまじめな人たちが月に二回、特に目的も決めずに集まり、スピリチュアルな雑談をするだけというゆるくて楽しい会で、僕は定期的に顔を出すようになりました。

雑談の内容は、バシャール（アメリカ人のダリル・アンカがチャネリングする地球外生命体）などのチャネリングや魂の成長の話、アセンションなどのスピリチュアル系から、哲学や環境問題、農業、田舎暮らしなど、社会科学やエコロジー関係まで幅広いものでした。

こうしてスピリチュアルに関する僕の知識と興味がどんどん広がっていきました。嬉しかったのは、みんなで集まって談笑するということこれまでになかった経験です。大いに楽しみました。

しばらくして、会で出会った女性から、日本気功学会というところを紹介してもらいました。ここは気功を専門に教えている学校のようなところで、人間性を向上させる勉強を通して世の中に貢献することを目的に掲げていました。僕はときどきそこで気功の能力開発の講師をするようになり、この会がクローズするまでの二年間、お手伝いを続けました。

こうした活動をしているうちに、僕の周りにはスピリチュアル好きな仲間がどんどん増えていきました。気の力に磨きをかけ、スピリチュアルへの造詣《ぞうけい》を深め、仲間と楽しい時間を過ごす。今まで閉じていた僕の世界は、どんどん広がっていきました。

しかしそれと同時に、「気というものは、あまり使えるツールではないのかも……」と僕は感じはじめます。気功自体はすばらしいものですが、気の力を使えるようになればなるほど、はっきりとその限界が見えてきてしまったわけです。

ここからしばらく、悶々《もんもん》とした日々が続きます。「気がだめだとしたら、それに代わるものは何なのだろうか?」と。せっかく自分の世界が変わってきたというのに、早くもその限界に気づいてしまったのです。せっかく気の力を身につけたのに、せっかく楽しい仲間ができたのに。

悶々としていたそんなある日、ついに僕の心は悲鳴を上げました。精神が錯乱し、寝込んでしまったのです。

突然、毎晩悪夢にうなされるようになりました。夢の中で、僕は戦時中の収容所のようなところに収容されています。そして決まって、生きたまま焼却炉に放り込まれるところで目を覚ますのです。起きてから一時間は、冷や汗と動悸《どうき》が止まりません。この悪夢で一日のエネルギーの大半を使い果たした僕は、残ったエネルギーでなんとか生きているような状態で、とにかくだるく、ずっと布団の中でうずくまっているばかりでした。

悪夢が一ヵ月も続いたところ、今度はひどいパニックに見舞われるようになりました。全身をめった刺しにされるような強い恐怖感に襲われ、過呼吸や痙攣《けいれん》が一時間以上続きます。その後は放心状態ですが、しばらくすると、またパニックに襲われます。一日中、これの繰り返しです。

病院での診断名は、重度の鬱とパニック障害。もうこうなってはスピリチュアルな悩みごとどころではなく、日常生活もままなりません。生きているだけでいっぱいいっぱいの日々が、三ヵ月も続きました。

ところが今度はまた、精神が錯乱したのとまったく同じように、何の前触れもなく、突然ケロッと治ってしまったのです。自分でも、何が何だか分かりません。急におかしくなって、パタリと止んで、僕の心身は、いったいどのようになっているのでしょうか。とにかく、朝目覚めたら、それまでの症状が全て消え、とてもすがすがしい気分になっていたのです。そしてそのとき、「手かざしで病気を癒せる！」と、いきなり直感が閃《ひらめ》きました。気の能力が飛躍的に上がったことが、急に実感として強く湧き上がってきたのです。

試しにリウマチの知人に手かざしをしてみたところ、それまで曲がらなかった膝がその場で曲がるようになりました。幼いころに自分でもよく分からないままやっていた、手かざしの再現です。霊気を習ったことをきっかけに、僕の中の潜在能力が再起動したようでした。リウマチの知人は驚き、大喜びです。喜んでもらえたことで、こちらまで嬉しい気持ちになります。スピリチュアル仲間との交流を通して、どうやら僕の中に、人と共感するという感覚が育まれていたようです。

それからはボランティアで二〇〇人くらいの人に施術をしました。あまり変化が見られなかったケースももちろんありましたが、施術した七、八割の人たちに、大きな症状の変化が現われています。最も顕著に変化が現われるのは、関節の症状で、変形性関節症などです。ヘルニア、膝の変形、股関節の軟骨が磨り減って歩けなくなった人、側湾症《そくわんしょう》の人と、噂を聞きつけた変形性関節症の人が多く訪ねてくるようになりました。

このとき僕は、大学一年生でした。高校が大学の付属校だったので、受験をせずに大学に進学できたのですが、僕はすぐに大学を辞めてしまいます。もともと大学で何かを学ぼうという意欲はなく、ただなんとなくの入学だったのです。意義を感じていないことを続けるなんて、とてもできるような性格ではありませんので、ある意味、当然の結果です。精神に支障をきたして寝込んでいた時期とも重なり、結局、僕が実際に大学に行ったのは、わずか五日間だけでした。

その後はボランティアで手かざしをやりながら、スピリチュアル系の仲間たちとのつき合いを楽しんでいました。ボランティアなので、お金はいただきません。当時の僕の中には、こういうものでお金をもらってはいけないという思いがあったのです。

天職だったかもしれない仕事

僕は昔からマッサージが得意でした。中学時代に所属していた野球部には、試合の前後に後輩が先輩の肩や腰、足などを揉《も》むという妙な習慣がありました。一年生全員がやらされるのですが、「吉濱のがいちばん気持ちがいい」と評判になり、やたらと僕に指名がかかります。中学には季節限定で駅伝部ができるのですが、大会が近くなると、選手たちのためのマッサージ部隊として駆り出されました。特別なマッサージ術を知っていたわけではありません。見よう見まねだったのですが、それが意外にも好評だったのです。

マッサージをしている間は、なぜか僕自身も楽しい気持ちになり、心が落ち着きます。普段落ち着きのない僕が、マッサージのときだけはストレスも何もなく集中することができる。これは自分でも不思議でした。

僕は先天的に関節が弱いのですが、小学四年生から中学を卒業するまでやっていた野球が体に負担をかけたのでしょうか。あちこちの関節がだんだん痛みだし、特に腰痛がひどくなりました。

高校一年のとき、ついに限界が訪れます。整体院で見てもらおうと地元の駅まで自転車で出てみると、たくさんあります。どこにしようかと迷っていたのですが、ある整体院の看板だけが、妙に気になります。特にどうということもない平凡な看板なのですが、何かを僕に訴えているようで、やたらと気になるのです。

家に帰りその整体院に電話をして、その日のうちに施術してもらうことになりました。先生はとても腕がよく、一度で腰の痛みがなくなったのには感動でした。先生とはスピリチュアル系や医療関係のことで話もはずみ、いつしか週一回のペースでその整体院に通うようになっていました。気功の先生や宇宙意識研究会という会を紹介してくれたのは、この先生です。あるとき、先生が僕の手を見て、「ちょっとマッサージをしてみてくれないか」と言います。僕の手はかなりごつく、手のひらがぶ厚くて、平べったい指をしています。先生によると、こういう手はマッサージや整体に向いているそうです。先生は、僕の手を見て一目で整体に向いていると分かったのでしょう。整体院ではマッサージは必須の技術です。ちょうど助手を探していたらしく、「整体のアルバイトをしてみないか」と誘ってくださいました。

それから僕は、週に六、七人くらい、整体の施術をするようになりました。先生はすばらしい方でしたし、マッサージは相変わらず大好きで、まったく苦になりません。このときは、「これで自分の仕事が見つかった」と思っていました。

ところが先生が僕に国認定の資格を取らせようと、いろいろ準備を整えてくれていたときのことです。またもや、突然ひどい鬱になってしまいました。とにかく体がだるく、やる気は出ず、食事をするのも水を飲むのもおっくうになり、一日中布団の中で過ごします。こうなると、先生に連絡することもままなりません。先生も心配して僕に電話をくれるのですが、電話に出ることすらできないのです。

ようやく回復したときには、申し訳なくて、いたたまれなくて、どうしても自分から先生に連絡することができませんでした。結局、そのままフェードアウトです。

僕には整体の才能があったと思います。自信もありました。しかし、あのままスムーズに整体の世界に入っていたら、今の仕事はありません。どちらがよかったのかは、僕にも分かりません。僕には、僕の意志ではコントロールできないところで物事が動いてしまうようなことが、たびたび起こるのです。そしてそれは後から振り返ると、ほぼ確実に僕をよい方向に導いていると分かるのです。

乗るはずだった飛行機が、離陸時に事故を起こしたことがあります。その事故で、何人かの方が亡くなったそうです。

「乗るはずだった」とは、その飛行機に乗る直前、僕は突然原因不明の激しい腹痛に襲われてしまったのです。同時に、右足の関節に激痛が走りました。見ると真っ赤に腫《は》れ上がっています。さらにひどい偏頭痛。まったくわけが分からないのですが、飛行機に乗れる状態ではありません、泣く泣くキャンセルしました。その飛行機に乗り継ぐ予定だった僕は、慣れない外国の空港でキャンセルなんて……とがっくりしていたのですが、実は、この体調不良のおかげで、僕は命拾いをしたというわけです。

二十六、七歳のとき、僕は引っ越しのため、新しく住む家を探し歩いていました。さんざん迷ったあげくようやく決めて、不動産屋さんに電話をしようとしたのですが、なぜか急に鬱っぽくなってしまいます。どういうわけか、怖くて怖くて仕方がない。不動産屋さんに電話をすることができないまま、日が過ぎてしまいました。

一週間ほどがたち、ようやく回復したので不動産屋さんに電話をすると、すでに別の人に決まったとのこと。そのときは大変悔《くや》しい思いをしました。しばらくして、知人とその家のそばを通りかかったとき、僕はことの経緯は話さずに、「この家どう？　引っ越そうと思うんだけど」と聞いてみました。その知人は、易の専門家だったのです。いろいろ占った結果、「絶対に引っ越してはいけない」と警告してくれました。僕にとっては、方角的にも気学的にもよくない場所だったそうです。

ほかにも、何かに導かれたような経験があります。僕は普段あまり車に乗らないのですが、あるとき友人にドライブに誘われました。「たまにはドライブもいいかな」と、そのときはすぐにオーケーしました。僕は約束をキャンセルすることは基本的にありません。ところが、約束した日が近づくにつれ、なぜかだんだんと気が重くなってくるのです。ついには、ドライブがどうしても嫌でたまらなくなり、結局、「ごめん、特に理由はないんだけど、どうしても気分がのらないんだ」と直前になって断わったのです。

友人は、そのドライブで交通事故を起こしました。命に別条はなかったものの、むち打ちと左足首の骨折で、全治三ヵ月という大けがです。

このように、何かよくないことが起きる一歩手前で、急に体調がおかしくなることがよくありました。ですから、整体のときの鬱も、そういう分岐点だったのかもしれないと今となっては思うのです。先生はすばらしい方でしたし、僕自身も整体をやりたかったのですから何も問題はないように見えましたが、そうはなりませんでした。

父からの勘当

中学二年生。母が家を出ていきました。父と姉と祖母との四人暮らしになりました。さらに高校二年生のとき、十歳年の離れた姉が結婚して家を出ていきます。それと時を合わせるように祖母も介護施設に入ったので、とうとう父との二人暮らしになります。

母が家を出たあと、強いアスペルガーの祖母はそれなりに大変でしたが、それでも姉がいてくれたおかげで家の中の均衡はかろうじて保たれていたのです。姉も祖母も家を離れたことで、絶妙に保たれていた家族のバランスは一気に崩れ、僕と父は、それまで以上に激しく争うようになりました。

父との関係は、悪化の一途をたどります。僕がスピリチュアルに興味を持ちはじめたことも原因です。ただでさえアスペルガー特有の異常な行動が多いのに、常識から外れた怪しい言動が増えてきたのですから、生真面目な父には耐えられなかったことでしょう。理解を超えてしまった息子に、不気味さを覚えたようです。

顔を合わせればケンカになりました。争い方も日増しにエスカレートしていきます。僕は素手で立ち向かいましたが、力ではかなわない父は野球のバットやゴルフクラブを持ち出す始末。それはそれは凄惨《せいさん》です。もちろん双方大けがもしました。父は肋骨《ろっこつ》を折り、僕は足を骨折。そんな闘いの日々に、お互いほとほと疲れ果ててしまいました。

父は定年退職したら家を手放し、マンションにでも移ろうと思っていたようです。一人で家を管理していくのが面倒くさかったのでしょう。でも、僕と一緒に暮らすのはこりごり。父の頭の中では、僕を勘当する算段が進んでいたのだと思います。

僕は僕で、「このまま父と争い続けたところでらちが明かない。いつかはこの家を出ていくことになるだろう」と漠然と思っていましたし、家を追い出されるという予感をひしひしと感じていました。そしてまた、「家を出ればしばらくはしんどいだろうが、そのほうが僕の人生は上向くだろう」という予感もあったのです。

そしてついに、「ツトム、お前のことは理解できん。出ていってくれないか」と父親に宣告されます。それまでの僕は父の言うこと全てに反抗していましたが、そのときばかりは、「分かった。とりあえず二ヵ月だけ待ってくれ」と答えたのです。

父が普段どおりに会社へ行ったある日の午後、僕は荷物をまとめて家を出ました。といっても、行くあてなんてありません。ホームレスになるのですから、たくさんの荷物を持っても邪魔です。Tシャツ中心の着替えと、三万円が入った財布、携帯電話と充電器、ペットボトルと乾パンを持って家を出ました。あてのない長い旅のはじまりです。

一ヵ月後には、携帯電話が止められました。

十九歳の夏でした。

ニート暮らし

家を出た僕は、野宿、ネットカフェ、知り合いの家と、三つのローテーションで夜を過ごすことに決めました。野宿は川の土手や公園ですが、地面が固くてとても寝られず、野宿のつらさが身にしみます。ネットカフェは野宿に比べれば天国ですが、お金がかかります。所持金が少ないため、長くは続けられません。

スピリチュアル系の仲間には親切な人が多かったので、僕の事情を知った何人かが、「仕事が決まるまでいていいよ」と寝場所を提供してくれました。ありがたいことです。そうはいってもこの僕は、他の人と一緒に長く同居できるような性格ではありません。そもそもそれができるような人格なら、こんなことにはなっていないのです。そこで、数日ずつ小刻みに仲間の部屋を転々と泊まり歩く日々が続きました。

そんな不安定な日々にいい加減疲れはじめたある日、ふと、自分には三百万円の貯金があったことを思い出しました。父親がいない時間を見計らって家に忍び込み、首尾よく通帳の持ち出しに成功。いや別に堂々と通帳を取りに帰ってもよかったのですが、やはり、どうしても父とは顔を合わせたくなかったのです。

三百万円とは十九歳の貯金にしてはかなりの大金ですが、これは、ボランティアで気の施術をしていたとき、あるお金持ちが治癒したことに感激して僕にくれたものです。何度もお断りしたのですが、どうしてもと言われて受け取ったお金でした。あまりお金に執着がないため、銀行に預けていたことを忘れていたのです。

家を出るときになぜ貯金のことを思い出さなかったのか悔やまれますが、このあたりがアスペルガーらしいところで、いかに生活能力を欠いているかが分かります。普通の人が持ち合わせている「当たり前」が、まったく機能しないのです。写真記憶など、特殊な能力は持っているのですが、そんな能力なんて肝心なところではたいてい役に立ちません。

ともかくその貯金のおかげで、平屋の一戸建てを借りることができました。家賃は六万円。同じ敷地内に平屋の一戸建てが四軒ありましたが、僕の借りた家だけが新築です。元は築四十年くらいのボロ家だったそうですが、前の住人が不良のリーダーで、たくさんの仲間が部屋に出入りし、騒いだり暴れたりして家のあちこちが壊れてしまったらしいのです。すったもんだのあげく、最後には大家さんが金を与えて追い出したそうです。大家さんは大工なので、自分で家を建て直し、家賃十万円で募集したそうです。しかし、なかなか借り手がつかないので徐々に家賃を下げ、六万円になったタイミングで僕が見つけたというわけです。僕はきれい好きなうえに、うるさい環境には耐えられない性分です。安い家賃のアパートでは、壁や天井が薄くて隣室の声や物音が筒抜けで、とうてい暮らせません。でも、しっかりした造りのマンションでは家賃が払えません。そんなわがままな僕がさんざん物件を探し回り、ついにこの家と出会いました。僕はすぐに気に入り、その日のうちに契約したのです。四年間にわたる一人暮らしが、こうしてはじまりました。

いわゆるニート生活です。

陰陽師修行

一人暮らしをはじめて数ヵ月経ったある日、僕はスピリチュアル系の仲間からある陰陽《おんみょう》師《じ》のセミナーに誘われます。その陰陽師O氏は、もともと天台密教の大阿闍梨《だいあじゃり》なのですが、仏教だけでなく神道全般を学び、陰陽道《おんみょうどう》の修行もしていました。

陰陽道は古代中国で生まれた思想体系をベースに日本で成立した秘教です。元来、中国での古代天文術と易《えき》を木火土金水《もっかどごんすい》の五行で説明する五行論《ごぎょうろん》を核とするものですが、その教えの中に呪禁《じゅごん》という呪術的医療の方法もあって、手かざしもその一つであったと考えられています。陰陽師は手かざしや祈祷《きとう》を使って病気を癒し、気学や風水、占星術などを使って困った人たちの相談にのる役割の人だといえるでしょう。

セミナー後、仲間たちと雑談をしていると、陰陽師のO氏が、「ツトムちゃん、俺の弟子になりなよ」といきなり声をかけてくるのです。なにせ初対面ですので、面喰らいました。でも僕はニートですから、とりたてて予定も計画もありません。時間だけは、たっぷりあるのです。陰陽師とはどういうものかという好奇心も湧いてきて、言われるままO氏について北海道まで行きました。そこで陰陽師の修行をすることになったわけです。

当時の僕はニートとはいえ、たまに単発で整体の依頼がありました。なので、北海道には一ヵ月とか二ヵ月とかまとめて行き、集中的に修行をこなし、また東京に戻るということを繰り返して、北海道には延べ一年くらい滞在しました。

修行の内容は、古典的ないわゆる荒行《あらぎょう》が中心です。滝に打たれる、崖に吊《つ》るされる、冬に裸で走る、首を縄で縛られて軽い首吊り状態にされる、水に沈められる、一ヵ月の断食をするなど。

陰陽道の修行には断食や滝行こそあるものの、基本的にそれほど過酷な荒行は行なわれないのが普通です。しかし、「荒行をやったほうが能力を効率的に開発できる」が持論のO氏は、好んで荒行を取り入れていました。

荒行のほかには、黒魔術《くろまじゅつ》があります。といっても呪い殺すなどといったおどろおどろしいものではなくて、邪気（悪い気）を体に送り込んで心身を多少の不調にするというものです。修行のために、O氏から大量の強い気を送り込まれ、二、三週間くらいひどく苦しみました。

僕が修行で受けた邪気による変調は、主に情緒不安定、腎臓の痛みです。邪気をたくさん受けると、腎臓や肝臓に痛みが出やすくなります。ほかにもアレルギーが出たり、無駄なラップ音を聞いたり、高熱が続いたりしました。

邪気を受けたら、取り除かなくてはいけません。しかしその一方で、邪気祓《はら》いが繰り返されることによって、エネルギー体が活性化します。エネルギー体というのは、人間を構成しているもののうち、肉体以外の部分のことです。魂やオーラと呼ばれることもあります。邪気祓いの修行は、あえて微量の放射線を浴びせて細胞を傷つけ、その回復力で体を活性させるホルミシス効果のような鍛錬だと言えるでしょう。霊能力の開発とは、エネルギー体を活性化させる作業です。その意味で、邪気を繰り返し与えられる修行は大変危険ではあるものの、効果的でもありました。

とはいえ、まるで毒薬を飲んで生き残っていくような修行なので、場合によっては回復しないこともあります。こういった鍛錬はとても危険なもので、しっかりした指導者がそばについて行なわないと、取り返しのつかない事態を招きます。

ほかにも、印《いん》の組み方、祝詞《のりと》の唱え方、直観力の発動の仕方などを学びました。

こうして二十歳から二十三歳にかけて陰陽師の修行を続け、ひととおりのことを学び終えると、O氏は、「あとは自分で武者修行をやれ」とだけ言い、その後の指導はいっさいありませんでした。

ヒーラーとして生きる決意

一人暮らしを始めてからの四年間は、貯金をくずして生活していました。仕事といえば、小遣い稼ぎに整体をやる程度で、基本的には無職です。四年もの間、僕の頭の中から「働く」という言葉は消えていました。

そのころの僕は、自己正当化ばかりをしている人間になっていたのです。

もともと資本主義社会に対して、マルクスの階級闘争史観さながらの理屈で批判をしていました。働いたら負けだと思っていましたし、エコロジーに興味があり、「働くことは環境を破壊するだけだ」と触れ回っていました。人間は自然の中でのんびりと暮らすことが唯一の幸せだと信じて、だから働かなくていいのだとうそぶいていたのです。要するにその時期の僕は、屁理屈を振りかざし、人としてやらなければならない最低限の労働すら放棄していたわけです。

働かず、貯金を切り崩しながら細々と暮らしていたのですが、変なところで運がよいもので、お金がなくなる直前に、宝くじに二回も当たりました。スクラッチとロトでしたが、それぞれ二、三十万円だったと思います。そのときは、心の底から「助かった」と感激しましたが、実際には何も状況はよくなっていなくて、ただニート寿命が延命されたというだけなのですけれど。とりあえず、そのお金で、しばらくは食いつなげることになりました。

しかし、ニート生活を四年も続ければ、さすがにお金が底を尽いてしまいます。いよいよ働かなければなりません。でも高校時代のアルバイトでは十回もクビになった経験があって、自分が一般的な職業に向いていないことは痛感しています。誰にでもできることが、どうしても僕にはできないのです。アルバイトを十回もクビになるなんて、ほかにあまり聞いたことがありません。

まず最初のクビは、コンビニでした。そこでのあだ名は、「発注王」。一〇〇個注文するはずの商品が、なぜか僕が発注をかけると二〇〇〇個も届いてしまう。もちろん僕は毎回ちゃんと一〇〇個発注しているつもりです。でも、どうしても二〇〇〇個届く。あわてて発注伝票の控えを見てみると、なぜかそこには二〇〇〇個と記載されているのです。これは、今でも不思議でなりません。

レジに立てば、お釣りが合わない。陳列作業では、置くべきところに商品を置くことができません。缶コーヒーを並べるところにコーラを置いてしまう。あげくの果てには、雑誌を冷凍庫に入れてしまう。そして、クビ。

スーパーの精肉店では、店長がとても言葉遣いの荒い人でした。いつもきつい命令口調で指示をしてきます。僕は少しでも指図をされると、頭にきてしまいます。あるときあまりに僕に対する言い方がひどかったので、店長を呼び出し問い詰めました。「店長、ちょっと話がある。今のなんだよ！」と。お互いに言い合いになるだけでらちが明かず、僕はそばにあった豚のバラ肉を店長に投げつけました。これで、出入り禁止。

引っ越し業務のときは、あまりにもつらいので、「お昼行ってきまーす」と言って、そのまま家に帰りました。だいたい、僕は腰痛を持っているのに、なんで引っ越しの仕事を選んだのか自分でも分かりません。

土木工事では、転圧機でダダダッと道路を固めてるときに、危うく人を轢《ひ》きそうになりました。しかもそれを四、五回やったので、大事故になる前にクビ。

ドラッグストアの陳列もやりましたが、やっぱり陳列がまったくできないのでクビ。

当時、僕は速読教室に通っていたのですが、ひょんなことからそこの事務を手伝うことになりました。しかし、あまりにもできないので、ここもクビ。

清掃関係では、「掃除をする前よりも汚い！」と言われてクビ。

道路工事の現場では、通行車の誘導で正面衝突を引き起こしそうになってクビ。

牛丼店ではスピードがまったく追いつかず、クビ。

居酒屋では調理担当でしたが、揚げ物がうまく揚げられなくてクビ。どうやっても生煮えか焦げるかどちらかなのです。

コンサートの警備員をやったときは、警備を忘れ、ひたすらコンサートに見入ってしまって、クビ。

僕は、普通の人にとっては当たり前のことが、どうしてもできません。どんなにがんばっても、できない。なんでもかんでもアスペルガーのせいにしたくはありませんが、自分でもどうしようもないのです。

これから先いったいどうしたらいいのだろうと悩みました。とにかく収入を確保しなければならない。頼るあてなどなく、自分の力で道を探すしかありません。会社勤めが無理となれば、残るのは技術職か自営業です。そのためには、何かしらの技術や専門知識を身につけなければ。どうしたらそれを身につけることができるのか。僕は残された自分の時間の全てを使い、気持ちを集中して考えました。

明るい未来を望み、前向きに考えてはみるものの、どうしても「自分には社会の底辺に這《は》いつくばる人生しかないのかもしれない」という絶望感がぬぐいきれません。先の見えない不安と恐怖、ストレスで摂食障害にまでなりながら、それでもあきらめることなく、考えて、考えて、考え抜きました。

さんざん悩み、考え抜いた末、ようやく見出した希望は、自分が持っていた能力です。「自分はマッサージと手かざしができるのだ」と思い出し、そして、それこそが自分に与えられた優れた能力なのだと強く自覚しました。過剰な自信と過剰な劣等感の間を行ったり来たりする僕には、自分の能力を正しく評価することがなかなかできません。マッサージと手かざし——ある意味しごく妥当な答えにいきつくまでに、大変な回り道をしていたのです。

しかし、僕は決めました。「よし！　これを仕事にしよう！」

アスペルガーは自分で納得すると、話が早い。

決心さえすればアスペルガー特有の仕事中毒、修行好きのスイッチがオンに入るので、僕の頭の中には、もはや仕事と勉強のことしかありませんでした。それ以外は、ただの時間の浪費です。

こうして僕は、ヒーラーとしての一歩を踏み出すことになりました。

第三章

僕が僕に行なったアスペルガー改善法

スピリチュアルにどっぷりハマっていた僕

十九歳で家を追い出されてからの僕は、哲学的な思考、普遍的で根源的なことに対する興味がどんどん強くなっていきました。人はなぜ生まれ、なぜ生きていくのだろう。宇宙はどのような仕組みで動き、どこに向かっているのだろう。どうすれば、人はよりよく生きることができるのだろう。こういったことを、いつも考えていたのです。

これは、僕が持っている気質による部分が大きいでしょう。専門書にも、発達障害を持つ者は、理屈っぽい思考に傾きがちだと記してあります。

たしかに自閉症からアスペルガーに転身して以来、理屈っぽく考えることが多くなりました。しかし、それをきちんとした言葉で理解し、体系化することはなかなかできません。

高校に入ってから読書をするようになり、スピリチュアルや哲学、社会思想などの本とたくさん出会います。それらの本には、それまで僕が自分の中であたためてきたこと、しかしなかなか言葉にできず、ずっと自分の内に秘めてきたことがものの見事に理論化、体系化され、文章として表現されていたのです。僕は、夢中になって本を読みました。家を出たことによって家族から解放され、長い自由時間を得たために、僕はますます思索の世界にのめり込んでいったのです。

僕の周りには、これらのことについて語り合える仲間がどんどん増えていき、僕は嬉しくなって浮かれてしまいました。仲間ができたことで自己肯定感が生まれたところまではよかったものの、それがまた極端で、過剰に思い上がっていきます。そしてしだいに、自分の考えたことは何でも正しいと思うようになりました。働かないことを自分に都合よく正当化していたときと同じように、自分が考え抜いた末の思想や想念は全て正しいと思い込み、執着するようになったのです。

このころの僕にとっては、現実的な出来事よりも、心の中を見つめることのほうが重要でした。いわゆるスピリチュアル系に深く傾倒し、精神的なものが物理的な世界をも支配していると強く信じていたのです。たとえば、「観念を変えれば、体も変わる」といった具合に。人が病気になるのは、エネルギーが汚れているか、その人に何かしらの気づきを与えるためだと思っていたので、エネルギーを浄化したり、気づきを得たりすれば、病気は治ると信じていました。また、自分が感じる苦しみはカルマによるものだから、カルマが解消されるまで待てばいい。意志力、継続力がないのは、トラウマが要因となっているのだから、トラウマさえ取れれば全てうまくいく。生きていくうえでのあらゆることについて、このように、エネルギー、カルマ、トラウマといった目に見えないものが原因になっているのだと考えていたのです。

こうした考えは、決して間違っているわけではありません。でもどう考えたって、食事に気をつけたり適度な運動をしたりといった生理的アプローチのほうが、改善の効果としては早く確実に現われます。心の内側ばかりを偏重していた当時は、そんな当たり前のことにさえ気づくことができませんでした。

当時の僕は、精神論だけで全てを完結させようとしていたきらいがあります。科学や政治経済に価値を感じることができず、スピリチュアルこそが万能だと信じていたのです。

肉体を改造する

家を出てからの一人暮らしは、かなり偏《かたよ》ったものでした。玄米菜食を徹底し、動物性タンパク質はいっさい摂りません。二時間から四時間の瞑想を日課にし、運動はせず、エネルギー浄化によいとされる呼吸法を熱心に行ないます。体の感覚に従うことを優先し、眠くなったら布団に入り、自然に目が覚めるまで眠り続ける。気づいたら、朝六時に眠ることが当たり前のようになっていました。当然、体調はすぐれず、情緒も不安定な状態が続きます。初めのうちは、新生活によってもたらされた気づきや学びによる好転反応のせいだと思っていたのですが、その状態は一向によくなる気配を見せることなく、だらだらと時間だけが過ぎていきました。

さすがにこれはおかしいと気づいたのは、なんと四年も過ぎてからでした。

ある日突然、「結果は一ミリの狂いもなく途中経過を評価するもの」という、昔読んだ本のフレーズを思い出しました。それとともに、「これまで僕がやってきたことの積み重ねとして、今の状態がある。それは、気づきや学び、好転反応の結果ではなく、デタラメなことをやっていたから、デタラメな結果になっただけだ」という思いが僕の中に芽生え、急速に大きくなっていきます。

僕は、とても不安になりました。もうこうなったら、今までの行動を全て洗い出し、検証しないではいられません。この四年もの間、自分が信じてやってきたことを一つひとつ見直していきました。すると、あることに気づいたのです。

それは、僕がこの四年間やってきたことのことごとくが、以前アルバイトしていた整体院の先生の話と真逆を向いているということ。先生は整体の技術のほかに、健康に対する独自の見識を持っていました。それは、主に分子栄養学に関することでしたが、当時の僕はスピリチュアルや統合医療の考え方を全面的に支持していたので、先生の話などまるで頭に入りませんでした。

僕がやってきたことの結果としてこの心身の不調があるのなら、自分が信じてきたことは、現実的な対処の仕方として不適切なのではないだろうか。これは早急に軌道修正しなければと、僕は真剣に思いました。

そして先生が話してくれたことを、一つずつ実践していったのです。その中には、サプリメントの摂取や肉食もありました。それまでサプリメントや肉食はよくないものと強く信じてきたので、感覚的にかなり抵抗がありました。しかし、それでも実践していくうちに、四年近くも悩まされてきた体調不良が劇的に改善していったのです。

あらゆる心身の不調をほとんど感じなくなるまでに要した期間は、たった一ヵ月。これには、本当に驚きました。と同時に、「僕は今までいったい何をしてきたのだろう！」とそれまでの四年間をあらためて振り返り、自分の異常さ加減をはっきりと認識したのです。

僕は、自分の生活を改めることを、心に決めました。

一度自分で納得することができれば、あとはアスペルガーの独壇場です。少しずつ変えていくなんてできません。ゼロか一〇〇か、オール・オア・ナッシングの極端な思考や行動をとるというのがアスペルガーの特徴ですが、一気に一八〇度の方向転換ができるのです。普通であれば、今までAを信じていたとすると、徐々にA→B→Cと移り変わり、ようやくZに辿《たど》りつくのでしょうが、アスペルガーはAからいきなりZに飛ぶことができます。

僕は、それまで自分が信じてきたことを全て捨て、次の四つを基本的な指針として掲げました。

①精神論、観念論、スピリチュアリズムは扱わない。
②生理学的アプローチを取り入れる。
③犯罪心理学などに基づいた環境圧力を取り入れる。
④行動療法に基づいた強制的な行動矯正法を取り入れる。

僕は関連する専門書を山ほど読み、学術的な知識を増やしていきました。その過程で、「肉体の強化が情緒の安定と自己肯定につながる」という当たり前のことを学びます。これは、心の問題も体の問題も精神的なもので解決しようとしたそれまでの僕の指針とは、正反対のことです。しかし、本に載っていたデータ、体系的な理論を信じ、僕は、自分の肉体改造に取り組むことにしました。

アスペルガーの本領発揮

アスペルガーには、よくない習慣が多く身についてしまっています。この習慣というのは、アスペルガーの特徴的気質によるものがほとんどです。アスペルガーの特徴には、プラスの面もあるのですが、意識してコントロールしなければ、マイナスの面ばかりが主張をはじめます。このことをしっかりと認識し、マイナスの習慣を減らしていくことが心身の改善につながるということです。一方で、アスペルガーにはプラスの特徴もあります。プラスの特徴を活かして習慣化させれば、それも効果的な改善策です。

一度スイッチが入ってしまえば、実に強力な意志力を発揮するのもアスペルガーの大きな特徴です。また、アスペルガーは規則性に強いこだわりを持っているので、習慣化させることは得意です。こうと決めたら、諦めることなく延々と取り組むことができる強みがあります。僕はアスペルガーとしての特徴を理解し、それをなるべく活かせるように、習慣化に努めました。気合と根性でやり抜いたわけではありません。単にアスペルガーの性質に従ったまでのことです。

今の僕のセッションでも、アスペルガーの方には、プラスの習慣化を指導しています。最初から一気に取り組むことはありません。月に二つの項目から始めます。それでも難しいようなら、その二項目をさらに細分化していきます。

たとえば、早起き。いきなりいつもより何時間も早い時間に目覚ましをかけたって、つらいだけです。無理のないように、二週間に三十分ずつ、起きる時間を早めていきます。このようにして、二ヵ月、三ヵ月かけて、一歩一歩進めていくのです。ちなみに僕は今、四時半に起きることが習慣になっています。

僕自身は、二十四歳から本格的にプラスの習慣化に取り組みはじめ、全てを達成したころには三十歳になっていました。実に七年間もかかってしまったわけです。この局面では、アスペルガーの特徴である我慢強さや継続力が、見事に活かされました。自分が一度決めたことであれば、歯を食いしばってがんばれます。僕は不器用だし、行動力や学習能力もそれほど高くありません。しかし、少しずつ小さなステップに区切っていくことで、課題をこなすことができました。

アスペルガーだからこそ取り組むことになった課題なのですが、アスペルガーだからこそ克服できたわけです。この経験は僕にとって大きな自信となり、「無理だと思っても、やればできる。アスペルガーだからこそ、やり抜ける」と実感できるようになりました。

発達障害は心の問題ではなかった！

発達障害は心の問題ではなく、あくまで脳の器質問題です。

発達障害において、初めて医学的に認知されたのは、自閉症でした。自閉症は当初、心の寂しさを中心とした愛情問題だと理解されていました。そこで医師たちは、ことあるごとに子どもを抱きしめる「抱っこ療法」を治療の中心に置きます。しかし、抱っこ療法では一向に症状が改善されず、それどころか、子どもが拒絶反応を示し、かえって症状が悪化してしまう事例がたくさん見受けられました。

自閉症者の家庭環境や成育歴の大規模な調査も行なわれましたが、問題のある状況や過去を持つ場合は少なく、大部分は平均的な環境で育っていました。また、訓練をいっさい受けていないのに、写真記憶などの特殊能力を発揮する人が、自閉症者には多くいることも分かってきました。

この事実を目の当たりにした医師たちは、もはや心の問題で説明することはできないと判断します。医学者は「自閉症は脳の器質障害によるものではないか」という仮説を立て、研究が進められました。当時の検査技術では原因の究明が難しかったのですが、時代を追うごとに検査技術が向上し、また、新しいホルモンの発見や解明も進み、研究結果が次々と報告されるようになっていきます。

また、自閉症以外にも脳の器質障害に起因すると思われる症状が見つかり、発達障害の研究が広がりを見せました。こうして現在に至っています。

アスペルガーの症状について、特に心や情緒、性格的な面の原因が脳の器質障害にあるということに、疑問を感じる人もいるでしょう。たしかに、育て方や学校での人間関係といった外的要因は大きな影響を与えます。しかし、アスペルガーの場合、どうみても成育環境による人格形成では理解できないようなことがあるのです。

たとえば、ある来談者の息子さん。その子は、強い症状を持つ典型的なアスペルガーでした。頻繁《ひんぱん》に、パニックや発狂に近いほどの怒りを表します。そしてそれは、決まって物の配置が変わったときに起こるのです。リビングにあるゴミ箱や絵本、ティッシュなどの位置が少しでも違っていると、突然落ち着きがなくなります。

最初は貧乏ゆすりくらいですが、しだいに苦悶の表情を浮かべながらその場で何度もジャンプを始めます。しまいには、そのまま大声で泣き出す始末。しかし、部屋を元の状態に戻すと、それまでの狂乱が嘘のようにおさまります。

これは、家庭環境や親の愛情が原因だとは考えにくい。物の配置を戻すだけでおとなしくおさまることの説明がつきません。ほかにも、成育環境では説明のつかない症例が山ほどあります。なので僕は、発達障害を心の問題として捉えず、脳の器質による問題として扱うようにしています。

脳は代謝による影響を強く受けます。ということは、体の使い方を変えることによって、大きく改善する余地があるということです。たとえば運動能力に障害がある人でも、体の動かし方を細分化して覚え込ませることによって、徐々に運動障害が消えていくというケースがあります。これは、体の使い方を変えたことによって脳の働きも変わってきたということを示しています。脳を直接変えることはできなくても、体を変えることで脳に影響を与えることができるのです。

まずは体を整える

僕は、発達障害に関する専門書や論文を読みあさりました。そして、発達障害はトラウマなどの心の問題ではなく、脳の器質障害であること、それを証明する長期的な臨床研究の蓄積が膨大にあることを初めて知ったのです。そこには改善方法も論理的に分かりやすく示されていて、しかも多くの人に即効性があることが、データで明らかにされていました。

常習性の高い犯罪者や精神疾患の人の例もたくさん掲載されています。彼らがそのような状態に陥っているのは、生まれつき悪い心を持っていたからではありません。彼らは発達障害と同じような脳の器質障害を持っているだけで、食事療法や栄養補給による基礎代謝の治療によって症状が改善していくことが、明示されていました。犯罪者や精神疾患の人と健常者との間に明確な区別はなく、度合いの差にすぎないことも指摘されていて、まさに、目からウロコが落ちる思いでした。

犯罪心理学や行動応用分析学の分野では研究が非常に進んでいて、実験データも豊富にあり、実践的なメソッドも確立されています。これらの専門書を参考に発達障害に効果的だとされている習慣行動をリストアップしていき、自分に向いているかどうかを全部試してみることにしたのです。僕にはせっかちな一面もあり、早く効果を実感したかったので、体に直接影響を与えるものから始めることにしました。

現在、僕は筋力トレーニングを取り入れていますが、始めたばかりのころ、実は一度体を壊していたらしいのです。長期間にわたって、僕の体には大きな歪みや変な動作の癖がついてしまっていたらしいのです。歪みや癖が残ったままで筋トレをやると、間違った方向に筋肉が発達して、体の中心軸を失い、かえって動きづらくなってしまいます。

僕の場合、一日中ごろごろ寝て過ごしていたため、体幹が非常に弱っていました。その状態でいきなり筋トレを始めたので、外側の筋肉ばかりが発達してしまい、筋肉のバランスが大きく崩れてしまったのです。ついにはひどい腰痛が起こり、歩くことさえ困難になってしまいました。さすがにこれではまずいと気づき、まず正しい姿勢と動作を身につけることにしたのです。

程度の差こそあれ、ほとんどの人がその人なりの体の癖を持っています。その癖に加えて、アスペルガーは先天的に運動をつかさどる小脳に障害があるため、体の動かし方がとても下手なのです。ですから、いきなり激しい運動をしたりせず、まずは体を整えるところから始めるように、セッションでもお伝えしています。

具体的な改善方法

正しい体の動かし方が身についたところでいよいよ本格的な改善に入ります。僕は肉体と行動の改善方法を大きく六つの項目に分類し、それぞれについて、同時進行で取り組んでいきました。

①生理学に基づいた健康法

僕は、基礎代謝、糖代謝異常を正すために、食事療法、骨格の矯正《きょうせい》、ストレッチなど、生理学に基づいた健康法を実践することにしました。玄米菜食や断食を中心に瞑想三昧だったころとは、まったく違った生活です。

毎日の食事

当時、僕は一日一食とプロテイン、そして良質のオイルを摂っていました。一日一食というのは真似してほしくありませんが、食事の内容としては、

「ローカーボ（糖質制限食）」
「必須栄養素のサプリメントの大量摂取」

この二つが主軸になります。

アスペルガーには、ビタミンB群、ビタミンE、鉄、亜鉛、ＥＰＡ（飽和脂肪酸）、タンパク質が不足しています。

一般的に現代人の多くが栄養不足といえますが、アスペルガーの場合は、それが顕著です。アスペルガーには粘膜の弱い人が多いのですが、粘膜が弱いということは、腸粘膜の働きも弱いということ。つまり、必須栄養素を充分に吸収することが難しいのです。また、常に強いストレス状態を感じているので、せっかく吸収されたわずかな栄養がよけいに消費されてしまうのです。

基礎代謝、糖代謝異常を改善するには、ただでさえ大量の必須栄養素が必要になるというのに、アスペルガーはその必須栄養素がとても不足しやすいというわけです。ですから、驚くほど大量の栄養素を摂取する必要が出てきます。これは、日々の食事からではとうてい満たすことはできません。ここで、サプリメントの出番です。サプリメントによる改善は劇的で、カルシウムを摂取するだけで、情緒が見る間に安定していきます。

サプリメントの摂り方ですが、ビタミンB群でいえば、Ｂ１だけとか、Ｂ２だけとか、単体で摂取するのではなく、複合的に摂ることが大切です。ビタミンB群は魔法の栄養素と呼ばれていて、大量に摂ったときにこれほど奇跡的な変化をもたらしてくれるものはなかなかありません。分子栄養学の論文にも、そうした数多くの臨床結果が報告されています。

ビタミンB群の大量摂取は、代謝異常の対策として非常にお薦めです。脳の神経系が大幅に改善され、情緒が劇的に安定します。ほかにも、ミトコンドリアが活性化され、疲れ知らずの体を作ってくれます。

ビタミンB群はサプリメントで摂るのが最も手軽です。僕自身、サプリメントを摂ることで大幅に体調が改善しました。ビタミンB群のサプリメントには基本的に副作用はありませんが、なかにはアレルギー反応を起こす人もいるので、心配な方は専門家に相談して摂ることをお薦めします。

今ではさまざまなサプリメントが簡単に手に入るようになりましたが、なかにはあまり品質のよくないものがあります。サプリメントの良し悪しについては、いくつかの条件を満たしているかどうかで判断することができます。

一つ目の条件は、栄養素の含有量が多いこと。

二つ目は、添加物が最低限に抑えられていること。

三つ目は、天然の原材料を使用していること。

四つ目は、タイムリリース方式により、時間差で吸収されるようになっていること。

五つ目は、吸収率が高まる工夫がされていること。

とりあえずこの五つが高品質なサプリメントの条件といえるでしょう。

ローカーボとは

ローカーボとは、米、パンや麺などの小麦、芋、豆などの炭水化物、デザートなどの糖質を極力排除し、その代わりに肉や魚、卵といった動物性タンパク質を大量に摂る食事法のことです。

日本における第一人者は、現在、兵庫県加古川市で崇高《すうこう》クリニックを開業している荒木《あらき》裕《ひろし》先生です。荒木先生は、ハーバード大学医学部助教授時代に、糖代謝について研究をしていました。荒木先生が研究医時代に得た結論は、糖は人体にまったく必要がないということ。それどころか、害を与えているかもしれないという推測まで立てていました。一九八〇年代前半のことです。

荒木先生は、帰国してすぐに崇高クリニックを開きます。当時は、肥満や糖尿病を専門としていたそうですが、そこを訪れた患者に対して薬はほとんど使わず、ローカーボ食事療法と簡単な運動だけをさせていました。すると、驚くような結果が次々と現われます。肥満に悩んでいた患者は、ほぼ全員、三日に一キログラムのペースで体重が落ちていったのです。

糖尿病は、Ⅰ型（インスリンが出ない）の改善は難しいのですが、Ⅱ型（インスリンは出るが、血糖値が下がらない）であれば二週間ほどで治ってしまいます。数人の例ではなく数百以上の症例なので、暗示や偶然といったものではありません。

この結果を受け、荒木先生は、肥満と糖尿病以外の、あらゆる疾患の方にローカーボ食事法を指導していきます。すると、高血圧、高脂血症、動脈硬化、リウマチ、自律神経失調症、統合失調症、鬱、ガンに高い効果が出ました。

いまでこそローカーボは健康法として受け入れられつつありますが、当時の日本ではキワモノ扱いでした。いくら論文を発表しても、日本の医学界からは見向きもされませんでした。低炭水化物ダイエットが最近もてはやされていますが、野菜ばかりを食べて、タンパク質を摂らないダイエットは、とても危険です。大事なことは、炭水化物を減らし、同時にタンパク質をしっかりと摂ることです。そうしなければ、間違いなく体を壊してしまいます。低炭水化物ダイエットで低血糖になり、欝状態になった、心筋梗塞を起こした、生理が止まったと、いろいろな健康被害が取りざたされていますが、それらはたいてい、炭水化物を減らすだけで、タンパク質を摂らない誤った食事法の結果です。タンパク質を充分に摂ったうえで炭水化物を控えれば、このようなことにはなりません。

また、タンパク質というと、豆腐や納豆など、大豆製品から摂ろうとする人がいますが、僕はあまりお薦めしません。植物性の食物が含むアミノ酸の量は、肉、魚、卵といった動物性の食物に比べて明らかに足りないからです。ローカーボにするなら、動物性の食物をしっかり摂ることが望ましいのです。好き嫌いが分かれるところですが、肉の中では羊がベストです。ラム肉は脂肪が少ないうえに、脂肪を燃焼させるカルニチンも大量に含んでいます。次に鳥、豚、牛の順番にお薦めしています。

一般に肉食はよくないと思われています。悪玉コレステロールを増加させて動脈硬化を引き起こすだとか、ガンを誘発するだとか、特に近年では、ガンが死亡原因の一位を安定的にキープしているため、皆さんにとっても関心の高いところでしょう。

ガンが発生する理由は主に二つあります。一つは、体に発ガン性物質を大量に取り込むこと、二つは、発ガン促進物質を取り込むことです。たしかに肉や魚や卵といった動物性食物は腸内で異常発酵を起こしやすく、発ガン性物質を発生させることがあります。そして、それらが小腸から吸収され、血中をめぐってガンを出現させる可能性があります。

しかし、発ガン性物質は、発ガン促進物質がなければ基本的に発動しません。仮にガン細胞が生まれても発ガン促進物質がない場合、そのまま消えてしまうことのほうが多いのです。その発ガン促進物質とは何かといえば、実はこれこそが糖なのです。

一九五〇年くらいまで、肉しか食べていなかったイヌイットやモンゴリアンに、ガンはありませんでした。先進国の食文化が入ってきて、炭水化物を摂るようになってから一気にガンが発症するようになったのです。五〇年代の後半には、それを指摘する研究論文がたくさん出されました。今では研究テーマとして古くなったせいか、見かけなくなりました。

人の体の中は、どんなにまともな食生活を送っていても、毎日、ガン細胞が生まれています。肉を食べなくても、発ガン促進物質を摂っていたら、ガン細胞は育つのです。

以前の僕もそうでしたが、炭水化物が好きな人は少なくありません。これは、人間の本能として好きというよりも、ある種の中毒としてやめられなくなっているのが実情です。その昔、人類は炭水化物をあまり摂りませんでした。原始の時代から、せいぜい植物の根や果実で摂るぐらいで、主食としては肉を求めていたのです。農耕が始まり、炭水化物を大量に摂るようになってから、ガンが一気にはびこるようになりました。

その気になれば、炭水化物への依存は、四日もあれば肉体的には解消できます。精神的にも二週間あれば可能です。それができないとなれば、依存を超えて中毒の状態になっているといえるでしょう。タバコをやめられない人は、生まれつきタバコが好きなのではなく、中毒になってしまったからやめられないだけですよね。炭水化物だって、それと一緒です。

これまでは、炭水化物に対して、中毒という考え方がありませんでした。炭水化物が体によくないという理論すらなく、むしろ必須栄養素とされてきたのです。糖尿病を患っているにもかかわらず、「パスタが好きなのは体が欲しがっているからで、それは自然の摂理なのだから問題ない」と居直る人がいるのは、そういう既成の観念があるからでしょう。

ガンやリウマチや糖尿病にかかった人は、動物性タンパク質だけを摂ったほうがいいくらいだと、僕は考えています。とはいえ、現代人は微量ミネラルが不足しているので、ある程度の野菜や果物を加えたほうがよいのですが、炭水化物を抜いて、肉を中心に野菜、果物を加えた食生活に変えてみてください。次の検診で、はっきりと違いを確認できるでしょう。

炭水化物は、体に蓄積した栄養をとにかく浪費します。炭水化物は、消化の過程で糖になりますが、その糖を分解・吸収してエネルギーにするために、ビタミンB群のほか必須栄養素を膨大に消費してしまうのです。また、糖を摂取したあと、血糖値を調整するために分泌されるインスリンという物質は、老化ホルモンの一種で、肝臓や腎臓の機能を著しく低下させてしまいます。

いろいろと調べてみたのですが、炭水化物を摂らなければいけない理由が、どうにも見当たりません。金銭的な問題、あるいは環境破壊とか動物愛護などの問題を別にすれば、ローカーボは推奨できる健康法だと僕は確信しています。

いずれにしても、タンパク質を充分摂らないで炭水化物を減らしただけの食事法は、危険です。ローカーボに関してもきちんと専門家に相談することをお薦めします。

ちなみに、僕は炭水化物をほとんど摂りません。会食のときなどは普通に食べますが、一人で家にいるときはシャケの缶詰を食べておしまいです。シャケ缶だけを食べ続けるなんて、いささか病的です。僕がアスペルガーだからできる芸当なのだと思います。論理的にこれがよいと思えば、延々できてしまえるのです。

僕の家のキッチンには、生協でまとめ買いしたシャケ缶一〇〇〇個が、ドンと置いてあります。たしかに炭水化物を食べるほうが、満腹感や充実感を得ることができるでしょう。しかし僕のように、肉体的、精神的な炭水化物中毒から抜け出した場合、炭水化物を摂ったところで、満足感や充実感よりも、だるさやしんどさ、体の重たさ、胃のむかつきなどが現われてきて、それが不快でたまらなくなるのです。

②環境を変えることで行動を変える（環境圧力）

僕は、自分の改善のために、犯罪心理学の専門書を必死になって読みました。犯罪心理学に基づいた犯罪抑止のための手法が、僕の不適切な言動を改めるために有効だと思ったからです。

近年、犯罪心理学は、心や精神を中心とする考え方から離れ、物理的な環境圧力の考え方のほうに向かっています。そして、「犯罪は犯罪者の性格的な問題だけでなく、その人物が置かれていた環境自体に多くの要因がある」という考え方が主軸です。実際に、住んでいる地域の環境や家庭の環境を変えただけで、犯罪発生数が激減したというような事例がたくさん報告されています。周囲の環境から受けるこの影響のことを、環境圧力と呼びます。

たとえば、部屋はそこに住む人の内面を映し出しているといわれます。部屋の持ち主がアイドルファンであれば、部屋にはアイドルのポスターがたくさん貼ってあるでしょうし、アニメ好きならアニメ関連グッズで部屋が埋めつくされているでしょう。逆に部屋がゴミで散らかっていたら、そこに住む人の心の中も乱れていることになります。

その人の内的環境が、外的環境を作り出す。これと同時に、外的な環境が内的な環境に大きな影響を与えることもあるのです。整理整頓された清潔な部屋から散らかっている汚い部屋に入ったら、誰でも強いストレスを感じるでしょう。ストレスの数値を測定する血液検査を用いた実験によっても、このことは証明されていて、反対に、部屋をきれいに片づけると、ストレスが一気に下がることも分かっています。

ストレスを強く受けると、人は攻撃的になります。今までは普通にやりすごせたことにもカチンときて我慢できなくなり、犯罪につながることさえあるのです。

町の不良が集まる場所やケンカばかり起きているところには、荒れた落書きがたくさん書かれています。これは、心の暴力性が荒れた落書きとなって外側に現われているわけですが、その荒れた落書きが、今度は内的環境に暴力性を呼び起こします。そして、荒れた落書きが多いところでは、ケンカや事件が起きやすくなるという悪循環が起こるのです。

逆に、落書きを消したり、きれいなアートで飾ったりすると、心の暴力性は抑止されます。つまり、環境を変えることで、犯罪を抑止できるということです。その成功例は、枚挙にいとまがありません。

環境圧力は犯罪にかかわることだけでなく、人間の行動の多くを決定する重要な要因になっています。人が混み合う通路に置いてある商品は売れないとか、タバコの自動販売機を撤去しただけでその地域の喫煙者の数が減るだとか、人の行動というのは、かなり環境に左右されているものなのです。アメリカやイギリスなど、発達障害の治療で効果的な結果を出している国のほとんどが、発達障害に悩む人の生活改善の手段として、環境圧力を重視しています。

アスペルガーは、発達障害の中でも、とりわけ環境に影響されやすい。少しでも自分の気質や症状に合わない環境に身を置かれると、力が発揮できなくなってしまいます。合わない環境で長い時間を過ごすことに耐えられないので、アスペルガーが仕事を選ぶ場合は、自分に適した環境かどうか、事前に見極めておく必要があるのです。

自分に適した環境かどうかというのは、たとえば、仕事を自分一人でやりたいのか、それともチームでやりたいのか、といったことです。ほかにも、簡単な仕事を同時並行的にこなしたいのか、それとも、難しい内容一点に集中して取り組みたいのか、なども、見極めるべき仕事環境であるといえます。事務職なのか、技術職なのか。和気あいあいとしているほうがいいのか、一人で黙々と仕事に打ち込みたいのか。肉体労働がいいのか、デスクワークがいいのか。どのような環境が自分に合っているのか、条件を見極め、書き出しておきましょう。自分に適した条件の中で働けば、さほどストレスを感じないで仕事をすることができます。歯を食いしばることなく通い続けることができ、職場に長時間いられます。

僕の場合もそうでした。それまでは、職場から遠く離れているときでも、職場に対する嫌悪感や拒否感を感じることがあったのですが、今では、そんなことはまったく起こりません。仕事に関係した悪夢も見ることはなくなりました。そんなに努力をしなくても、仕事に必要なコミュニケーションには、ほどほどについていける気がします。僕は、仕事の環境条件をもとに、現在のヒーラー、セラピストという職業を選択したのです。

僕は今でも、自分自身に対して、さまざまな環境圧力を課しています。

たとえば、まず、作業の効率化のために、事務仕事を行なうときには携帯電話を机の上に置きません。テレビの室内アンテナコードを抜き、無線ＬＡＮやＷｉ‐Ｆｉは切っておきます。携帯のパスワードを複雑にして、簡単には操作できないようにしています。寝転がってサボることを防ぐために、ソファやベッドは置きません。浪費を防止するため、お金やカードは他人に預けます。部屋が汚くなるのを防ぐために、片づけコンサルタントに三ヵ月に一度来てもらい、一週間に一度、部屋の写真をメールで送ってチェックを受けています。無駄に音楽を聴かないように、iPodから音楽を消しています。

ほかにも細かい項目がたくさんあるのですが、このように環境を設定することで、なりたい自分に近づけるよう、絶えず圧力をかけ続けているのです。

③行動を変えれば心も変わる（行動療法）

アスペルガーの問題行動の多くは、その人の心の持ち方とは関係がありません。たいていの場合、適切な行動パターンを知らないことから起こります。

僕の問題行動も、過去のトラウマや家族の問題による精神的な混乱が原因ではありませんでした。アスペルガーの気質と症状に対する望ましい行動指針がなかったことによって、起きていただけです。

心が変われば行動も変わるという考え方もあるでしょうが、心を変えるなんて至難の業《わざ》。ならば反対に、行動を変えることによって、心や思考、感情、意識を変えてしまおうというのが、行動療法です。

僕は、まず肉体強化による体の基礎作りを行ない、そのあとで表面的な思考や言動を直していくようにしました。

やみくもに実行するのではなく、習慣化するものを一ヵ月に二つまで絞り込みます。それを細分化し、スモールステップを前提として取り組むようにしました。大事なことは、一歩ずつでいいのです。「あれもできた」「これもできた」と成功体験を積み重ね、「僕だってやればできるじゃん」という前向きな気持ちを保てるようにしたのです。それぞれの取り組みについては、一ヵ月ごとに何がどれだけ変わったかを細かく見ていき、少しでも改善があった方法は、そのまま続けます。そして、改善が見られなかったものについては、別の方法を採用するようにしました。

こういった手順を繰り返し、亀の歩みのように、一つひとつ、適切な行動パターンへと矯正していったのです。

④ものごとを正しく受け止める（認知療法）

僕は、認知療法にも積極的に取り組みました。認知とは、簡単にいえば、ものごとをどう受け止めるかということです。この認知の仕方によって、感情や思考も変わっていきます。アスペルガーの多くは、自分に対する認知や、外界に対する認知が歪《ゆが》んでいます。その結果、自分や他人を苦しめるような思考を四六時中めぐらせることになってしまうのです。認知が正しく、健全であれば、それに見合った正しく健全な思考、感情が生まれるはずなのに。

「認知とは、記憶の後天的な刷り込みである」（認知療法の創始者的な立場にあるアーロン・ベックの言葉）という考え方に基づいて、認知療法は生まれました。刷り込まれた記憶というものは、自分の心をいくら見つめ直し分析したところで変わるものではありません。誤って覚えた漢字や英単語をいくら見つめ、分析しても、正しい漢字や英単語を知ることはできないのと同じです。新たに正しい漢字や英単語を入力して、記憶を上書きする必要があります。つまり、正しい刷り込みが必要なのです。

ものごとを正しく受け止めるということは、記憶のネットワークを新たに育むのと同じことだと、僕は考えました。ですから、受験生が英単語を覚えるように、繰り返し繰り返し、新しい認知を刷り込んでいったのです。

その際、自分がアスペルガーであり、認知が歪んでいる可能性が高いことを意識するようにしました。自分が正しいとかニュートラルだとは思わないことを前提にして、平均的な人たちの認知を積極的に採用したのです。健全な認知を習得するには時間がかかるだろうと覚悟していたので、即効性は求めず、長期戦の構えで挑みました。

僕は、アスペルガー特有の、外の世界に対する恐怖や、自分に対する無力感、罪悪感を強く持っていました。「僕なんか、何をやってもうまくいくはずがない」と思い込み、新たなことにチャレンジするのがとにかく怖くてたまらなかったのです。

まずは、こうした自分の歪んだ認知をしっかりと自覚する。そして、発達障害関係の専門書でアスペルガーの思考や問題行動を調べ上げ、自分自身と照らし合わせて、当てはまるものをリストアップしていきました。

そのうえで、認知療法による改善例が報告されている論文を集め、その中から自分の症状にあてはまるものを選ぶのです。そこからさらに自分でできる方法を絞り込み、少しずつ、スモールステップで実行しました。歪んだ認知を、一つずつ上書き修正していったわけです。

⑤体を鍛える（肉体強化）

現実世界においては、肉体が主役になります。つまり、意識が肉体に与える影響よりも、肉体が意識に与える影響のほうが大きいと考えてきました。肉体が不安定になれば、意識や感情も不安定になります。三週間も絶食をすれば、低血糖で鬱っぽくなっていきますよね。そういうことです。

二〇〇〇年代に入ってから、運動に関連した脳生理学やホルモン代謝の研究が進み、運動がいかに脳や情緒面にプラスに働いているかという論文が多く出されました。

肉体を鍛えるという解決法は実に単純明快で、自分の心や意識といった目に見えないものについて考える必要がありません。積極的になりたいと思ったら、とりあえず二日に一回、三十分間ランニングをすればいい。それで効果があるわけですから、自分のトラウマを探し出して見つめることに比べたら、はるかに分かりやすいのです。この分かりやすさに、僕はハマりました。精神的なアプローチにことごとく失敗してきた僕には、その単純明快さがとても魅力的だったのです。

⑥具体的に生活の中に取り入れる（習慣化）

そして最も肝心なのは、この五つの項目を生活の中に取り入れていくということです。「生理学に基づいた健康法」「環境圧力」「行動療法」「認知療法」「肉体強化」を日常生活に取り入れて、日々の習慣にしていきます。マイナスの行動をできるだけ減らしたうえで、望ましいプラスの行動をいかに増やしていけるか、それが重要な課題です。

そのため僕はまず、習慣とルールを明確に分けるよう、心がけました。

健康についていえば、「炭水化物を摂らない」というのは習慣です。

ルール化というのは、たとえば「低血糖になったときは何もできないから、映画を観ておとなしくしている」といった、ある特定の状態における具体的な対処法のこと。

行動療法として、「情緒の安定を促すために、決まった時間に決まった量のサプリメントを摂取する」というのは、習慣です。でも、「人前で突然、強烈な怒りが出た場合、まずその場を離れ、水を飲んで深呼吸をする」、あるいは「パニックになりそうなとき、外出しないで、おとなしく家に居つづける」というのは、ルールです。

シチュエーションごとの非常時対策マニュアルとして、「この場合にはこうする」というルールを確保しながら、習慣化を進めていきました。

これまでに僕が習慣化に成功した項目は、「一日一食」「炭水化物を摂らない」「胸式呼吸をする」「足を組まない」といった基本的な決めごとから、「四時十分に起床」「目覚めたらすぐに布団から出る」「身支度をしたら真っ先にメールを返す」「日中は横にならない」「寝る二時間前に食事をすませる」「食後、すぐに食器を洗う」といった毎日の生活に関することもありますし、ほかにも、健康管理に関するもの、英語学習や読書に関するもの、仕事やお金の管理に至るまで、多岐にわたります。普通の人であれば、決まり事にがんじがらめで窮屈に感じてしまうかもしれませんが、アスペルガーの僕にとっては、これが実にやりやすいのです。

僕が行なっている習慣の中には、普通の人が聞いたら不思議に思うようなこともあります。たとえば、「緊急ではないけれど重要なことを真っ先に予定に入れる」です。忙しい現代人は、どうしてもものごとの重要度よりも、緊急性を優先してしまいます。まず緊急なことをやり、次に緊急で、さほど重要ではないことをやっていきます。でもそれで、一日が終わってしまいます。次の日には、またその日の緊急な用事が待っている。その繰り返しです。

緊急ではないけれど重要なことというのは、たいていの場合、将来への種まきのような要素を含んでいます。今すぐやらなくても困らないけれども、今取り組んでおけば半年後、一年後、二年後の自分に、大きな機会を与えてくれる。

僕の場合、たとえばヒーリング能力の開発が、これにあたります。今やらなくても特に困りませんが、今から取り組んで腕を上げておけば、一年後、二年後には仕事の質が確実に上がります。英語を学ぶのも今の暮らしで困るからではなくて、今から学習しておけば、二年後、三年後には、仕事の幅が広がるだろうと思うからです。

このように、今すぐには必要としないけれど、あとになって役に立つことを、真っ先にスケジュールに入れます。こうすることによって、「時間があったらやろう」と思いながら結局やらずじまい、という事態を防ぐことができるのです。

また、はたから見たら変な習慣の中に、「行動パターンを全て把握してルール決めをする」というものもあります。これはたとえば、朝、身支度をするときの自分の行動パターンがどうなっているかを調べます。起きたら、まず何をするのか。トイレに行って、台所で水を飲んで、シャワーを浴びて、ベランダで深呼吸してと、部屋の見取り図を用意して、自分が家の中をどう動くのかを細かく把握します。そうすると、動きの無駄がよく見えてくるのです。そして、朝の身支度を最短でこなせるルートを固定し、毎朝きっちりそれに従います。これで朝のバタバタが一気に解消され、気持ちよく一日のスタートを切ることができるようになりました。

異様に思われるかもしれませんが、アスペルガーは規則性にとてもこだわりがあるので、決められたルートを守り続けることができるし、これが実に快適なのです。これは、症状を活かした習慣化の一例です。

そして、「自己質問を行なう」という習慣も身につけました。「自分の提供している情報は正しいか」「収入以上の貢献が達成できているか」「仕事に全力で取り組んでいるか」「もっと努力できる箇所はないか」「今、自分がしていることは本当にやるべきこと、生産性のあることか」「自分のエゴ的な言動に気づいているか」「感謝を忘れていないか」など、自分で自分に問いかけます。

アスペルガーは監視の目がなければ、すぐに怠けてしまいます。アスペルガーは極端なので、すごい怠け者かワーカホリック（仕事中毒）かのどちらかになりがちです。常に自分に問いかけ、自らを律していかなければ、僕はまたすぐ怠け者に戻ってしまいます。

今ではほぼ全て習慣化できていますので、それほど厳重なチェックは行なっていません。

しかし、習慣化に取り組みはじめたばかりのころは、何度も怠け者に逆戻りしていました。自分への厳しい監視の目が必要だったのです。

習慣化についても、一ヵ月に二つとか三つずつ、スモールステップで実践していきました。習慣化については、今なお続行中で、新しく取り入れたい習慣もまだまだあります。

劇的な変化が起きた

①生理学に基づいた健康法　②環境圧力　③行動療法　④認知療法　⑤肉体強化　⑥習慣化　これらに本格的に取り組んだ結果、僕の体調は回復していきました。体調にとどまらず、思考、感情、意識、言動など、生活全般において、劇的な変化がもたらされました。

マイナス側に入っていたアスペルガーの症状スイッチが、プラス側に次々とオンされていったのです。

このころから僕は、「自分を救う唯一の方法は、仕事と勉強である」という確固たる信念を持つようになります。もちろん、自分を救う道は人それぞれですが、僕にとっては、仕事と勉強だったというわけです。

僕の興味は、仕事と勉強だけに絞られました。これはアスペルガーによく見られる「興味の限局化」という症状です。僕は仕事に夢中になっていきました。アスペルガーはニートかワーカホリックかのどちらかになりやすい。ニートもワーカホリックもどちらも極端ですが、どちらか一方を選ぶのであれば、やはりワーカホリックのほうが社会のお役には立てるわけです。ということで、ようやく僕は、世間的にもプラスの側に立つことができたということになります。

また､アスペルガーの症状の「規則性、一貫性へのこだわり」にスイッチが入り、強い意志力、継続力が発揮できるようになりました。これで、習慣化のステップをスムーズに進められるようになったのです。これらの裏返しとして、アスペルガーのマイナスの症状である「不安感、心配性、情緒不安定、将来への絶望感」がどんどん減っていきます。この変化は実に爽快でした。まるでオセロの石をパタパタとめくっていくように、僕の生活は、希望に満ちたものへと変わっていったのです。

僕は、かつてニートだったことが嘘のように、前向きな姿勢で仕事に取り組めるようになりました。その一方で､もともと希薄であった物やお金への執着は､さらに弱まっていきます。こうして心身ともに劇的に回復したことをきっかけに、僕はカウンセリング、ヒーリングの活動を本格的に開始したのです。

現在の僕はセラピスト、ヒーラーとして、発達障害の問題を中心に取り組んでいます。なかでも特に重要視しているのが、健康法です。これまで僕が試行錯誤しながら実践してきたローカーボやサプリメントの摂取、行動療法や認知療法、肉体強化などについて、セッションだけではなくブログや講演などを通じて、その必要性を訴えてきました。今後十年くらいは、これらのことを積極的に進めていくつもりでいます。

僕がこの取り組みを本格的に意識したのは、二十六、七歳のときです。目標が定まったことで、仕事がどんどん楽しくなっていきました。そして、学習の速度も急激に上がり、ヒーリング、カウンセリングの依頼がかなりの勢いで増えていったのです。まさに「流れに乗る」という状態でした。

第四章

アスペルガーよ、社会に出よう

短所は長所の裏返し

これまで僕の成長を通して、アスペルガーの特徴について見てきました。いつまでも僕の話をしていないでもう少し一般的な視点に切り替え、アスペルガーが持つ能力の可能性に迫ってみたいと思います。

アスペルガーには、アスペルガー特有の長所と短所があります。まずはこの長所と短所について見ていきましょう。

アスペルガーの短所ばかりが前面に出てしまっている人がいます。よくあるタイプは、性格的にも行動的にも山ほど問題があるのに、屁理屈をつけてことごとく人のせいにする人。怠け者で、努力もせず、自己中で、被害者意識が強く、攻撃的で、いつも悪口と愚痴ばかり。それでいて、自分が悪いとは微塵《みじん》も思っていないのです。

うんざりするような嫌な人に見えますが、昔の僕は、まさにこのタイプでした。ところがこの特徴も、実は長所の裏返しともいえるのです。改善のためには、マイナスの特徴を消すことよりも、それをひっくり返してプラスに転じさせることが重要になります。というのは短所と長所は、常に表裏一体ですから。

たとえば、落ち込みやすいという性質は、共感力の高さに通じます。よけいなひと言でいつも人を怒らせてしまう人は、人やものごとの本質をつかむ能力に長けているともいえるわけです。

アスペルガーの大いなる可能性

論理構築が得意

必ずしも全てあてはまるわけではありませんが、アスペルガーの長所を見ていきましょう。

アスペルガーは何もないところからまったく新しいアイデアを生み出すことは苦手です。すでにあるアイデアや技術を組み合わせて、今までとは違う新しいものを生み出すことは、とても得意です。また、規則性に忠実です。規則性は、論理につながります。アスペルガーは規則が乱されると大きなストレスを感じるため、ストレスを回避しようとして論理構築を自然と求めるようになるからです。

よい情報を知っていても、よい発想が浮かんでも、それだけでは役に立ちません。いくつもの情報や発想を組み合わせ、それらを編み上げていくことによって、初めて、使える技術に発展していきます。論理の力は、ここに貢献するわけです。

また、アスペルガーは規則性に対してこだわりを持っています。このこだわりは、マニュアルづくりの場面で、大いに活躍します。マニュアルというのは、ものごとのやり方に規則をつけたものです。アスペルガーは、変則的なことやよく分からないことに対して、強い不安を感じます。だから、不安を回避するために、情報に規則性を持たせ、ルールを作り、マニュアルを作ろうとします。マニュアルづくりが得意であると同時に、そのマニュアル作りに喜びをも感じるのです。

加えて、アスペルガーは他の人にも行動の規則性を求める傾向にあるため、マニュアルを他人に教えることも得意です。繰り返し行なう必要のある仕事は、たくさんあります。その手順を洗い出し、マニュアルにまとめ、人に指導する。これは、あらゆる業種のあらゆる場面で必要とされる能力です。

社会通念に対する意識が高い

アスペルガーは、あまり常識にとらわれないという一面がある一方で、社会通念を守ろうとする意識を非常に高く持っています。社会通念とは、学校や会社など組織の規則や国の法律などを指します。文章にまとめられ、みんなで共有されている決まりごとです。

アスペルガーは、日々の生活に規則性を求めます。だから時間に正確になり、目標達成への意識も自ずと高くなります。

また、社会通念を重視するので、妙に義理堅いところもあります。義理というのは、日本人にとっての社会通念だからです。

普段は自己中でKYな面も持つアスペルガーですが、社会通念への高い意識によって、非常時においては逆にエゴを抑制することができます。

東日本大震災のときの日本人の結束力は、世界的な称賛を浴びました。これは、民族的に軽度のアスペルガーが多いことも影響しているのではないかと僕は考えています。アスペルガーは基本的にビビリ屋さんなのですが、非常事態においては、持ち前の使命感に駆られて、すさまじい勇気と行動力を発揮できるのですから。

意志力、継続力、習慣化力が強い

アスペルガーは、何事においても両極端です。普段は、やる気があるかないかのどちらかです。ただ、極度の強迫観念を持っているので、「こうしなければならない」という思いにスイッチが入ると、強いやる気を発揮します。

しかも規則性へのこだわりも強いので、単純作業を延々と繰り返すことだって苦にはなりません（多動型ＡＤＨＤの傾向が強い場合は、この限りではありません）。単純作業は、次に何を行なうかがはっきり見えています。つまり、規則性があるということ。ですから、アスペルガーにとって単純作業というのは、とても落ち着くものなのです。

アスペルガーには「興味の限局」という症状があるおかげで、他のことに目移りすることもありません。一つのことに、飽きもせずいつまでも取り組むことができます。この興味の限局は、アスペルガーが持つ脳の器質障害によるところが大きいのですが、どの分野に興味を持つかは、脳のどの部位の神経系が発達しているかによって変わってくるようです。

僕の場合、ヒーリングやカウンセリングに興味が向かいましたが、芸術とか科学技術の分野に興味を持つアスペルガーも、当然います。いずれにしても、一つのテーマに向かって嬉々として取り組めるのがアスペルガーですから、あらゆるジャンルで頭角を現わします。

アスペルガーは、特定の分野で高い才能を持っている可能性が大きいので、なおさらです。最適な環境さえ与えられれば、天才的な仕事を成し遂げるかもしれません。

知識欲が強い

アスペルガーは、あらゆる方面の知識を貪欲《どんよく》に求めます。これは、自分の人生が転落していくという恐怖感を常に抱いているからです。また、「自分は浮いている、このままでは生きていけない」という強迫観念に囚われているので、そうならないように「自分は変わらなければいけない」といつも追いつめられた状態にあります。

そして、その恐怖感を埋め合わせるための行動をとります。収集癖もその一つです。知的好奇心が強いアスペルガーの場合、それが知識の収集に向かいます。しかもより早急に、より大量に得ようと集中する。これは動機としてはかなりネガティブなのですが、知識を集めるという活動自体を楽しむことができるので、本人にとっては、そんなに苦しいものではありません。

アスペルガーの多くは、脳の言語野《げんごや》に機能低下を起こしています。かわりに視覚野《しかくや》が非常に発達していることが多く、文字や図、絵、写真といった視覚情報を使って知識を収集します。実にアスペルガーの三分の一は写真記憶（直感像）の能力を持つと言われていて、その能力を活かし、遊び感覚で楽しみながら知識を増やしていくことができるのです。

一般的に、個人的な問題の多くは知識不足から起こります。

つまり、知らないから困っているだけで、知ってしまえばあっという間に解決できてしまうということです。アスペルガーは、知識を収集する過程で自分の抱えている問題を解決したら、その解決法をたちまち論理的に構築します。それをマニュアル化して提供することもできるので、そこを上手に活かせば他の人の人生を豊かにしていくことができるというわけです。

使命感が強い

アスペルガーには哲学的な興味を持つ人が多く見られます。「万物はみな、宇宙、神、魂とつながっている」と信じ、森羅万象の考察へ向かう人が少なくありません。

このような人たちには、「人間は本来、宇宙的なよきつながりを持って生まれ、よき方向へと向かっている」という信念があって、「だから自分はよき方向へと向かわなければならない」という使命感を持っています。

加えて、脳の器質問題として強い劣等感や罪悪感を持っていることが多いので、「やらなければ申し訳ない」「達成しなくてはならない」といった責任感、義務感も強くなります。

何か課題や問題に突き当たると、「何が何でも解決しなければ」という強い衝動が湧き上がり、寝食を忘れて必死に取り組む。その結果、誰よりも早く問題を解決することになるのです。

また、アスペルガーには、強い正義感があり、神や魂といったスピリチュアル的な崇高さにも憧れを持っているので、「自分には、世界に平和をもたらす役割が備わっているのだ」という思いもあります。

アスペルガーは、理想的な社会のあり方を追求するというような重要な課題や、国家レベルの大きな計画にかかわることも苦にしないような、大きなビジョンを持っているのです。

純粋、素直な人が多い

何度も繰り返しになりますが、アスペルガーは心の病ではなく、脳の器質障害です。といっても脳全体に障害を持っているわけではなくて、脳神経の発達している部位とそうでない部位の差が大きいというだけです。脳の発達、つまり、生まれてからの脳の成長の仕方にムラがあり、神経の発達している領域においては、高度に成熟しています。しかしその一方で、発達の未熟な部位については幼いままです。

アスペルガーは、新しい価値をとても柔軟に受け入れることができます。新しいことを否定するのは、既存のフレーム（枠組み）を捨てることができないからです。既存のフレームとは、それまでの古い常識のこと。アスペルガーは、基本的に常識にとらわれないため、今までになかった新しいフレームをすんなり受け入れることができる。なので、神秘主義やオカルトが好きな人も多いし、科学の分野においても、それまでの常識にとらわれずに、革新的な仮説を柔軟に取り入れることができます。

新しい技術を開発したり、学問の幅を広げたりするには、従来の古い常識から抜け出し、新たなフレームを作り出さなければなりません。アスペルガーなら、常識を超えた新たなフレームを築くことができると僕は信じています。

他者に優しく、親切である

アスペルガーは基本的に短気です。しかし、気質としてはきわめて繊細で、優しい心を持っています。そしてまた、自分自身も、他の人から優しくされたいと願っています。

専門書には、「アスペルガーは他人に無関心」という記載がよく見られます。アスペルガーの症状が強く出ている場合には、たしかに他人に対して無関心になりがちです。しかし、グレーゾーン（中軽度の症状）のアスペルガーの場合は、「弱者を守らなければならない」という意識を強く持つ傾向が見られます。

これは、アスペルガーの症状の一つでもありますが、ある種の選民意識が強く、「自分が守らなければ誰が守るんだ」という使命感のようなものに駆り立てられるのです。気は優しく、使命感が強い。面倒見のよいところもあり、リーダー向きの気質を持っています。

他者を守りたいという強い気持ちは、教育者、高齢者・障害者をケアする福祉関係、医療関係、カウンセリング、セラピー、貧困や差別などを受ける社会的弱者を守る活動、ＮＰＯの運営、動物愛護関係など、他人を助けるさまざまな職業に活かすことができます。どれも、これから社会で大きく求められる業種です。

さらに、アスペルガーなら、同じアスペルガーの苦しみを理解することができます。アスペルガーの大変さというのは、普通の人にはなかなか伝わりにくい。というのも、アスペルガーの症状それ自体は別に異常なことではなく、その度合いが強すぎるというだけだからです。激しい痛みが出るとか、体が動かなくなるといった特殊な症状があるわけではないので、その内容を明確に伝えなければ、「そんなことは誰にでもあるよ、気にしすぎだよ」と言われておしまいです。

アスペルガーは、自分の症状を言葉で表現するときに、なぜか妙な遠慮をして、実際よりかなり小さく伝えてしまう傾向が見られます。僕自身もそうでしたが、自分の窮状を相手に聞いてもらうことに、何かしらの申し訳なさを感じてしまうのです。そんなわけで、なかなか人には理解してもらえません。精神科医や心療内科医にさえ理解されないことがままあります。このことでいっそう苦しくなり、孤独を感じ、絶望してしまうのです。

しかし、同じアスペルガーであれば、その痛みを共有することができます。理解し合えます。むしろ、アスペルガー同士でなければ、細かい共感は難しいでしょう。

アスペルガーは疎外感《そがいかん》を感じやすく、そのせいでかえって自分から人を遠ざけてしまいがちなのですが、同じアスペルガーには親しみを感じる傾向があります。アスペルガー同士なら、うまくつき合うことができますし、症状への理解が深いので、症状改善のための取り組みに、協力し合うこともできます。

アスペルガー同士がともに協力し合えば、改善の効果は倍増です。症状が改善していけば、自立し、社会に貢献することができるようになるでしょう。なにより、彼ら自身が救われるのです。

自分の本当の才能は何か

現在、どうもアスペルガーの人たちは、「かわいそうな人」と世間から見られているようです。これはアスペルガーに限ったことではなく、発達障害全般にいえることですが。

たしかにアスペルガーには面倒な症状が山ほどあります。しかし、適切な環境でその症状を活かすことができれば、アスペルガーほど不思議な魅力に満ち、社会に貢献できる人材もいないと僕は感じています。

ただしアスペルガーには大きな問題があります。それは何の対策もとらずにほったらかしておくと、必ずといっていいほどマイナスの症状だけを出すようになってしまうことです。

幼いころは、本人はもちろんのこと、周囲の大人も、その子がアスペルガーであることに気づきません。せいぜい「なんか、変わった子だな」ぐらいに感じるだけでしょう。運よく医療機関でアスペルガーと診断されることもあるかもしれません。しかし、多くの医師は、「少しでも症状がよくなれば、それでよし」と、改善上、控えめな目標設定をするようです。

医療機関も教育機関もカウンセラーも、ほとんどの専門家は、アスペルガーの症状について、プラス面をあまり意識していません。マイナスの症状に困って相談に来る人が多いので、それを取り除くことに注力するからだと思います。そしてその結果、アスペルガーは「かわいそうな人」という見方が定着してしまいました。

アスペルガー自身は、とても苦しい思いをしています。当たり前といわれることが当たり前にできないので、子どものころから友だちともうまくつき合えず、いじめられる、授業をきちんと受けられず、成績はどんどん下がっていく。その結果、自信をなくしてしまいます。社会に出て、かろうじて働いているアスペルガーも中にはいますが、ニートや引きこもりが大半です。残念ながら今の社会では、アスペルガーが経済的に自立した生活を送っていくのはかなり難しいというのが実状です。

自分に適した環境づくりができれば、軽度から中度のアスペルガーなら、負の症状をなくすことができます。また、重度のアスペルガーであっても、半分以下に減らすことが可能です。周囲がアスペルガーのマイナス面ばかりに目を向けてしまうと、アスペルガーの持つ才能が評価されなくなってしまいます。これは、アスペルガーの自立を阻《はば》む大きな壁であり、また、社会にとっても大きな損失です。それだけに、症状のマイナス面についてとやかく言うのではなく、いかにプラスの面を見ていくかが重要になります。アスペルガーは、才能がありすぎて脳のバランスが崩れているともいえるので、バランスを取り戻すことができれば、才能を発揮するチャンスもやってきます。

極端に強い症状のアスペルガーの場合、ハイハイをはじめたころから、何かしら才能の片鱗《へんりん》が見られます。しかし、その才能をきちんと理解できる環境がなければ、せっかくの才能も埋もれたままです。

これは、アスペルガーに限った話ではありません。持って生まれた才能は、幼いときから片鱗をのぞかせています。これは、仕事にせよ生き方にせよ、その人にいちばん合った方向性を示す信号のようなものです。

自分に向いていることや好きなことをしていると、だんだん楽しくなってきますよね。楽しいから、やる。すると、才能があるので、どんどん上達する。上手くなるからもっと楽しくなって、さらにやり続ける。ますます上達する……と、才能開花のループが続きます。

芸術関係に才能がある人は、脳の神経系の芸術に対応したところ、特に側頭葉の上端付近に位置する角回《かくかい》と呼ばれる部位がとても発達しているといわれています。音楽好きな人は、聴覚に関係した側頭平面などが発達しています。神経の密度が高いのです。医療機器を使った脳神経の密度の測定や研究によって、そのことが示されています。

ただし、神経系の総量は一定だといわれています。つまりこれは、芸術的な神経系が発達していれば、それ以外のどこかが未発達になっていることを意味します。もしそれが感情を抑制する機能やコミュニケーションにかかわる部分だと、芸術的な才能の代わりに情緒が不安定であったり、人とうまくコミュニケーションがとれなかったり、という状態になります。先天的な才能が豊かであるために、かえって苦しむことになるわけです。そばにいる人間がその才能に気づいて引き出してやらなければ、あるいは自分で才能を出力していかなければ、情緒不安定やコミュニケーション障害といったマイナス面だけが目立ち、それを抑えることだけに目が向いてしまいます。

アスペルガーは、なんらかの天才的な才能を先天的に持っています。そこに気づいて、環境を整えていけば、社会に貢献し、経済的に自立することは充分可能です。

子どものころからアスペルガーだと分かっていて、アスペルガーに対応した適切な教育を受けていれば、大人になるころには、社会に適応できる状態にまでもっていくことができます。しかし、そんな恵まれた人は極めて稀《まれ》で、ほとんどの人は、症状を強く残したまま大人になってしまう。また、大人になってから自分がアスペルガーだと気づく人も、とても多いのです。大人のアスペルガーが生活改善をはかる場合、本人の意思と行動が全てです。しかし、それまで長年にわたって身につけてきた習慣を、心の持ち方だけで変えることは非常に難しい。だから僕は、行動療法や認知療法、肉体強化のような、体系的にまとめられ、誰もが同じように実践することのできる方法を提案しているわけです。

アスペルガーは、意志力、継続力、習慣化力がズバ抜けています。これらのスイッチがいったんプラス側にオンしたら、才能を伸ばし放題です。経済的にも社会的にも成功したのはアスペルガーだったから、なんて話になるかもしれません。

ところが、まだまだアスペルガー当人も発達障害の関係者も、こういう視点を持っていないようです。この視点からアスペルガーの問題に対処していけば、社会に貢献できる有能な人材が数多く輩出されるだろうと、僕は思っています。

アスペルガーに限らず、どんな人にでも、人が持つ先天的な才能を見極めるために、僕は次の四つの項目をチェックしています。

①初めて取り組んだことであるにもかかわらず、なんだか妙にうまい。
②それに関するソフト（知識や技術）の吸収が早い。
③吸収したソフトを高速で高水準まで伸ばせる。
④そのソフトを円滑に使いこなすことができ、しかも美しい。

才能というのは、ある日突然降ってくるわけではありません。生まれながらに持っているものです。そして、人生の歩みのどこかで、かならずその片鱗を表出させています。

たとえばカウンセラーとして活躍している人がいるとします。その人は特別なトレーニングを受けたわけでもないのに、その人の前で来談者は自然に心を開く。そして、そのカウンセラーも相手の言葉の真意を的確に見抜き、問題を整理してあげることができる。このような人は、カウンセラーとして活動を始めるずっと前から、知らず知らずのうちに能力を発揮している場合が多いものです。学校や会社での昼休みなど、自然と人が寄ってきては何かと相談されたりします。そして、自然な形で適切なアドバイスをしている。

これは、明らかに才能です。しかし、それまでの日常生活において、あまりにも当たり前に発揮してきた能力なので、自分ではなかなか気づくことができません。

僕もそうでした。自分の才能が何かなんて、分かりません。しかし僕は、自分の中に才能が眠っており、これまでどこかに必ず顔を見せていたはずだと信じていました。

僕は二十四歳のとき、四年間にわたるニート生活の末に、貯金を全て使い果たし、否応なしに自立せざるをえなくなりました。そこで初めて、自分に合った職業は何かと真剣に考えたのです。僕は、若者にありがちな自分探しの旅などには行きませんでした。もちろん、そんなことをしている余裕なんてなかったというのも理由の一つですが、いちばんの理由は、生まれてからの自分の経験の中にヒントがあるに違いないと考えていたからです。

僕は、小、中学校時代に使っていたノートや教科書、文集などを読み返し、当時の自分が考えたこと、感じていたことを一つひとつ思い出していきました。通っていた学校も見学させてもらいました。自分が学んでいた教室に入り、当時の自分の席に座ってみます。窓から見える空、教室の感覚、チョークの匂い。そうしたものが少しずつ、僕の記憶によみがえってきます。職員室、理科室、体育館、野球の練習をしていたグラウンドに水飲み場。僕が実際に活動していた場所に身を置き、使っていたものに触れました。

また、父がいないときにこっそり家に忍び込み、ソファでくつろいでみました。自分が使っていたおもちゃ箱や集めていたビックリマンチョコのシールを眺め、好きだったマンガを読み返し、過去の自分を追体験してみます。

連絡のとれる範囲で、同級生にも話を聞きました。「お前は一対一のときは饒舌《じょうぜつ》だったけど、集団になると落ち着かなくて、支離滅裂《しりめつれつ》なことばかり言っていた」など、昔の僕について教えてくれました。

「あなたの才能が表出した場面を思い出してください」といきなり言われたって、そう簡単に思い出せるものではありません。しかし、先の四つのチェック項目を目安に、生まれてからの出来事を丁寧に思い出していけば、「本音を聞き出すのが上手だったな」とか、「本を読むのが好きだった」「作文はいつも花丸をもらっていた」などと思い当たるものが出てくるものです。

そうなればしめたもの。「それを活用できる仕事は何だろう、セラピストだろうか、あるいはジャーナリスト、ライター、作家かもしれない」と、前に進むことができます。才能といわれると尻込みしてしまうかもしれませんが、「得意だったこと」程度で充分です。この段階で一流である必要なんてありません。これだという才能が見つかったら、そこから改めてその方面の勉強をすればいいのです。

才能を見極める指標と同じように、僕はアスペルガーに合う職場の環境として、次の四つのチェックポイントを挙げることにしています。

①無駄なストレスが発生せず、情緒が不安定にならない。
②効率的に作業に取り組める。
③高度なコミュニケーション能力を要求されない。
④長時間そこにいられる。

この四つをクリアできる職場環境であれば、アスペルガーだって心身の健康状態を保ったまま働くことができるのです。

過去を振り返って自分の才能を探り、自分に適した職場の環境を見極めて仕事を選んでいく。このステップを踏めば、アスペルガーだって立派に自立できます。

アスペルガーよ、社会に出よう

社会で働いて収入を得ようとした場合、これまでは会社に勤めるのが主流でした。もちろん、農業や漁業、職人、芸能人、スポーツ選手、芸術家など、個人事業や個人の技術で収入を得る人たちもいますが、ほとんどは給料をもらって働く勤め人です。

しかし、時代とともに企業の在り方も変わってきました。会社に属する意味が徐々に薄れていき、個人の技量、力量が問われる社会になってきたのです。

これは、今まで社会の隅であがいていたアスペルガーにとって、大きな朗報です。「組織ありき」の企業論理を優先させる従来の会社では、集団行動や集団生活が苦手なアスペルガーは、苦戦を強いられてきました。

それがここにきて、社会のほうがアスペルガーに歩み寄ってきたわけです。これまでの年功序列、終身雇用制の会社システムは大きく崩れはじめています。これまでの状態をキープするための守りの経営では生き残れないとか、より積極的に収益を上げるための攻めの経営に切り替える必要が出てきたのです。それにともなって、企業が求める人材も、これまでのゼネラリストからスペシャリストへとシフトしてきました。

これは、才能が一点に集中しているアスペルガーにとって、うってつけの事態です。とはいえ、そう簡単にことは進みません。まずはアスペルガー自身が、自分の才能を伸ばし、実務レベルで活用できるようにしておかなければなりません。そして社会のほうも、アスペルガーを受け入れる環境を整えなければならないでしょう。

この社会の変革は、アスペルガーだけの問題ではありません。組織で働く全ての人たちにとって、「仕事とは何か」「自分にはいったい何ができるのか」「自分は本当は何をやりたいのか」と、人生でいちばん重要な課題に向き合う時がきたのです。

これからの社会を生き抜くには、こうした課題を避けて通ることはできません。しかし、これはチャンスでもあるのです。個人の力がますます注目される時代になるのですから。

これまで社会のお荷物だとされていたアスペルガーたちが、続々と社会に進出していくことができるのです。

第五章

吉濱セッションの活動と改善例

口コミで広がったヒーリングセッション

僕は、二十四歳から二十六歳までは、「気と整体による施術」「バーストラウマとインナーチャイルドの解消」の二本柱で活動していました。バーストラウマとは「出産時心的外傷」と訳されます。出産から三ヵ月ほどの間に受けた心の傷のことです。インナーチャイルドは「内なる子ども」のことで、子ども時代の記憶や体験、とりわけ心の傷が潜在意識に残り、大人になってからも影響を受け続ける事例を指します。

最初は、スピリチュアル系の仲間が何人かの相談者を紹介してくれました。その後は、セッションを受けた人が次の人を紹介してくれる、いわゆる口コミという形です。ありがたいことに、自分ではいっさい営業活動をしなくても、来談者が途切れることはありませんでした。僕の施術は肉体的、精神的にも即効性があったようです。痛みが軽減するとか、劣等感が解消されるという評判をいただくようになり、口コミは大きく広がっていきました。

個人セッションが大半ですが、ときどきは企業からの依頼もあります。セッションの場所は、僕が当時住んでいた千葉県の松戸の家で、一回八十分、四〇〇〇円でした。そのうち収入も増えてきたので、二十八歳のときに会社を設立しました。これは、僕の心境に変化があったからではありません。企業などの組織の来談者も増えていたので、対外的な信用としては会社にしたほうがいいと思っただけ。それが今の「株式会社 吉濱勉事務所」です。

これまでに六〇〇人以上の方が、僕のセッションに足を運んでくれました。僕のセッションは一回では終わりません。たいていは複数回から数十回にわたる長いつき合いになるため、大人数はこなせません。

今まで受けた主な相談内容は、発達障害全般、情緒的安定など精神面・健康面の強化、仕事の目標達成（経営者、政治家、官僚、医師、教育関係者、技術者、スポーツ選手、芸能関係）などです。

セッションに来た方の男女比は、女性が六に対して男性が四。

ときどきお子さんも見えます。発達障害のお子さんの場合、セッションの主な対象は、お子さんではなく親御さんです。これは子どもに対する親の接し方が大事なカギになるからです。初回はお子さんにも来てもらいますが、二回目以降は親御さんだけに来てもらうのが普通です。これは、僕以外の発達障害の専門家も、だいたい同じです。

吉濱セッションの内容

僕のセッションでは、その人の症状に合った現実的な対処方法を伝えます。必要に応じて、サプリメントの紹介もします。といっても、僕はサプリメントの販売をしていないので、アドバイスをするだけです。投薬に関しては、必要だと思えば、医療機関に行くことをお薦めしています。

現実的な対処方法とは、ローカーボなどの健康法や環境圧力、作業療法、認知療法、肉体強化、習慣化といった、僕自身が行なってきた改善方法のことです。自分で実践し、効果を実感できた方法をベースにしています。ただ、それぞれの状況は皆さん違いますから、僕のやってきた方法が、必ずしもそのままあてはまるわけではありません。その人に合った形に組み替えて提案するように心がけています。

ほかには、スピリチュアルヒーリング、手かざしを行ないます。施術として気を流すこともありますが、直接体に触れることはありません。アスペルガーを例にとれば、その人の肉体部分の外側を覆《おお》うように存在するエネルギー体に、アスペルガーを作り出しているなんらかの特徴的なエネルギー情報があると仮定しています。アスペルガーを作っている歪んだエネルギー情報を取り除けば、アスペルガーの症状が軽減するというのが僕の基本的な考えです。そこで、その歪んだエネルギー情報を取り去るために気を大量に入力します。これがスピリチュアルヒーリングです。発達障害全般に同じ考え方で施術しています。

これまでの経験からいえば、現実的な対処方法、スピリチュアルヒーリングの一方だけでもある程度の効果は見込めますが、片方だけではどうも即効性に欠けるのです。そこで両方を複合的にからめて行なっています。スピリチュアルヒーリングを施すことで現実的な対処方法が実行しやすくなり、現実的な対処を行なうことでエネルギー体によい変化が現われます。それぞれが補完し合ってくれるわけです。

現在の医学においてアスペルガーは、症状を軽くすることはできても完治はしない、ということになっています。

僕は友人から、「たしかに吉濱は変わっているが、アスペルガーには全然見えない」と言われます。でもそれは見た目にすぎません。僕の症状は以前に比べて大幅に軽減してはいますが、それでもまだアスペルガー丸出しの思考や言動がたくさん残っています。現役バリバリのアスペルガーなのです。

自分の言動にその自覚があるときはいいのですが、ときには自覚を持てないこともあります。なので、今でもアスペルガーではない普通の人、僕がいうところの「定型発達の人」と比較し、自分の言動をこまめに確認することは怠りません。

何か感情的に嫌なことが起こったら、そのときの定型発達の人の反応をチェックします。すると、「定型発達の人は笑ってすませている。なのに僕はとても腹を立てている。これはアスペルガー特有の被害者意識や短気が出ているからだ」と判断します。毎日がそういう比較の繰り返しです。

僕は、約束した相手が時間に一分でも遅れると、そわそわしてしまいます。普通の人ならそこまでのことはないはずです。規則性が乱されると情緒も乱れてしまう。これは、アスペルガー特有の反応です。

そんなわけで、僕はアスペルガーの症状、特徴をいまだに持っているのです。ただ、以前十だったものが今は四程度になっている。それだけのことであって、決して消えてはいません。もし何らかの理由で僕が肉体的に不健康になったり、心に深く傷を負うような目に遭ったりすれば、たちまち以前のアスペルガーに戻ってしまうかもしれません。

どんな健常者でも、肉体が壊れれば、徐々に心も壊れていきます。しかし、僕のようなアスペルガーの場合、徐々にではなく、瞬間的に影響が出てしまう。だからこそ、アスペルガーの長所を活かすための規則性や習慣性が必要になり、僕もそこにこだわっているのです。

習慣化を自分に課した最初のころは、まるで強迫神経症のようでした。習慣化を常に意識していないと、いつまた以前の状態に戻るか自分でも予測がつきません。元に戻ってしまうという強い恐怖が拭《ぬぐ》えないのです。この恐怖もしだいに減っていき、今ではそこまで感じていません。十あった恐怖が、やっと三か四くらいになったという感じ。目指すところは、二か一です。でもゼロにするつもりはありません。ほどよい緊張感が生まれるので、完治よりも、適度な恐怖ならあったほうがいいと思っています。

セッションを受けた人たちの変化については、初回のセッション前と中長期のセッションが終わったときの状態を詳細に比較しています。その際は、感覚的なこと、抽象的なことはいっさい排除し、その人の環境や行動をデータ化し、それに基づいて判断します。

たとえば発達障害の場合は、僕が依頼した医療機関で測定を行ないます。

まずは、ペーパーテストによる発達障害の度合いの判定。アスペルガー診断テストや、「田中ビネー」でのWISC・Ⅲ、「鈴木ビネー」でのWAIS・WPPSI、新版K式発達検査2001、ロールシャッハテスト、文章完成法などによって行ないます。難しい名前ばかりですが、これらはいずれも、発達障害を扱う医療の現場で、実際に使われている診断方法です。

次に、肉体的な健康度合いをチェックします。セロトニン、ドーパミン、アドレナリン、ノルアドレナリン、CRF（副腎皮質ホルモン放出因子）などのホルモン、乳酸等の代謝物質の血中濃度を測定し、ヒューマンカロリーメーター測定で基礎代謝、五時間糖負荷検査で糖代謝の状態を把握します。また近赤外線脳血流測定、脳血流新地グラムによる脳血流の変化、分子整合栄養学に基づいた栄養状態を確認する血液検査もあわせて行ないます。

そうした検査結果による判定のほかに、その人の実際の行動について、何をどれだけ実行できているか行動応用分析に基づき、細分化して記録します。また、セッションの際にビデオカメラやボイスレコーダーで記録をとり、セッション前と後を比較します。

ボイスレコーダーでは、コミュニケーションの不得意な部分について、セッション前後で比較します。経営者の相談などで生産性を高めるための内容であれば、セッション前後で実際にどう変わったのか、そのデータを比較。数字化できるものはストップウォッチで詳細な記録をとるなどして、判断することもあります。

霊的ヒーリングに関しては、波動測定器やダブルバインドによるO - リングテスト（手の指の力による代替医療による診断法）、フーチセンサー（波動原理に基づく判定法）なども使用します。

客観的な測定を行なうことによって効果を把握し、測定結果は全て本人に公開するのが原則です。とにかく客観的に変化を計測することを大切にしています。「なんとなくよくなった」という本人の自覚だけでは、効果を測ることはできないからです。計測し、グラフやデータで見ることによって、対策が適切であったかを僕も判断できますし、ご本人も、自分の進行状況を把握でき、さらなるやる気につながるのです。

吉濱セッションでの改善例

僕のところを訪ねてくる人たちは、さまざまな問題を抱えていますが、ここではアスペルガーを中心に、いくつかの改善例をあげてみましょう。（事例に出てくる方の年齢、学年は、セッ

ション初回時のものであり、名前は全て仮名です）
まずは、アスペルガーが改善した子どもたちの事例から紹介します。
何度も繰り返しますが、発達障害は心の問題ではありません。親や関係者が環境を整え、システマチックに対応することによって、子どもの発達障害を改善させることが可能なのです。

〈友だちと遊べない子ども〉

アスペルガーの子どもが友だちと遊べない場合、その理由は主に次のようなものです。

- そもそも友だちと遊びたいという欲求がない。
- 対人恐怖、緊張、怒りなど、否定的な感情が激しい。
- 遊びのルールが理解できない、覚えられない。
- 友だちの輪の中へ入れない、会話の仕方が分からない。

友だちと遊びたいという欲求がないというのは、アスペルガーの特徴である「興味の限局」によるものです。僕の経験からいうと、正直なところ、改善はかなり難しい。その子と同じような趣味を持つ子と遊ばせたり、強制的に何か別の作業をさせて、ノッてきたらほかの子を連れてきて、話をさせ遊ばせたりしますが、それでもなかなかうまくいきません。

発達障害の専門家は、こういう子にはよくキャンプに行かせます。ほかの子どもたちと共同作業をさせ、そして会話をさせます。

僕の考えでは、症状をかなり軽減させたうえでキャンプに参加するなら効果はあるでしょうが、いきなりキャンプに行かせるのはどうかと思います。だいたいは、失敗に終わるのではないでしょうか。

お子さんに友達と遊んでほしいと願う気持ちはよく分かります。しかし、本人にその欲求がなければ、いくら周りががんばったところで、やはり難しい。しかしその分、そのお子さんには、集中して取り組める遊びがあるものです。本人が心から楽しめる遊びをさせてあげるのが、本人のためになると、僕は思っています。

本人に友達と遊びたいという気持ちがある場合には、ロールプレイング、認知療法、ティーチプログラムを中心とした方法で取り組んでいきます。

友だちが怖くなくなったトモヤくん（小三男子）

対人恐怖、緊張、怒りなどの否定的な感情が激しすぎる子は、そもそも人が怖いのです。これはもう理由などありません。ただ怖いのです。そして、恐怖心から手が出たり、怒ったり、緊張したりします。こういう場合は、その子が他人と問題を起こした場面を親がリストアップしておいて、自宅で再現してみます。そして、その子に恐怖が湧いてきたタイミングで、認知療法をほどこすのです。

子ども相手ですから、認知療法といっても、なるべく簡単な言葉で行ないます。たとえば、「○○くんが怖いんだよね」「うん、怖い」「どうして怖いの？」「………」「普通、怖いって、なんか悪口言われたり、ぶたれたりするから怖いんだけど、○○くんて、そういうことをするのかな？」「何もしないよ」「じゃあ、怖がる必要があるのかな？」「ない」「だったら、○○くんと一緒にいても大丈夫だよね」「うん」「えらいね、そうだね、えらい、えらい」というように、細かく、丁寧に教えていきます。そしてその子が友だちと遊ぶ気になったら、「おおっ、すごいね」「えらいなあ」と、大袈裟なくらい褒めてあげます。

親が我慢できずについ、「もういいから、どっかで遊んできなさい！」と強要すると、子どもは逆に二度と遊ばなくなってしまうかもしれません。そんなことにならないように、親や周囲の大人たちは、アスペルガーの特性やフレームをよく理解するように心がけてください。

遊びたいのに、いざ遊ぼうとすると怖くなって逃げ出していたトモヤくんの場合、僕はお母さんに、トモヤくんが遊んでいるところをよく観察してもらうところから始めました。どの場面でどういう反応を示し、どういう態度をとったのかをしっかり把握してもらったのです。そしてそれをリストアップしてパターン化し、認知療法と後述のロールプレイングを組み合わせ、一つひとつ負の反応を軽減させていきました。子どもの改善に、親の協力は不可欠です。トモヤくんはセッション後、週に三回は遊びに出るようになりました。以前は友だちと遊ぶたびに癇癪《かんしゃく》を起こしていましたが、今ではそれも、五回に一回くらいまで減っています。

遊びのルールが理解できるようになったカズキくん（小四男子）

アスペルガーは基本的に知力は高いのですが、遊び、勉強、仕事を問わず、得意分野以外のジャンルに対する理解や吸収が驚くほど遅いのです。平均的な人の三倍から四倍はかかります。これは大袈裟な表現ではなく、本当にそのぐらいの時間を必要とするのです。

子どもたちが、たとえばウノ（トランプのようなカードゲーム）をやろうとしても、アスペルガーの子は、ウノの遊び方がまったく理解できません。テレビゲームでも、どのボタンを押していいのか分からない。初めてだから分からないのではなく、いつまでたっても分からないままなのです。友だちにあれこれ教えられても一向に理解できず、そのうちに、「お前はもういいよ！」と仲間はずれにされてしまいます。

なので、友達と遊ぶための徹底的な予習、復習が必要になります。本番だけでは理解できないからです。ここは、親が子どもに遊びのルールを根気よく教えてあげることになります。それにはまず、親自身が、遊んでみることです。

子どもが遊ぶ内容というのは、ある程度パターン化されているので、それを親がリストアップします。そして、その子が理解できなかったルールなどを、何度も学習します。学習といっても、言葉で学ぶのではなく、劇団の稽古《けいこ》のように、実際に体を動かして行ないます。ルールの説明にはティーチプログラムという手法を使うとよいでしょう。ティーチプログラムとは情報を図や文字、写真に置き換えて伝える方法です。アスペルガーは、口頭で伝えられる言語の記憶と理解がとても弱いのです。しかし、目に見える文字や写真で表現されると、とたんに理解が早くなります。なので遊び方のルール説明も、一つひとつ文字や記号で表現したうえで教えていきます。

ウノのルールも口で言っても伝わらないので、文字に起こします。要点だけを抽出《ちゅうしゅつ》し、箇条書きにして説明します。起承転結があると、アスペルガーには理解が難しくなります。転までいったときには、もう起と承を忘れているのです。だから、ポイントだけを伝えることが重要です。そこにイラストが書いてあると、さらに理解がしやすくなります。

絵や図を使って要点から入り、「こうしてください」「次はこうしてください」と細かいステップで進めれば、アスペルガーの子どもでも覚えられます。教えたいことを細分化して、要点を抽出し、図解も載せて、パンフレットみたいなものを作ってあげるとよいでしょう。

たとえば、カンケリの説明をするときに、「○○くん、じゃ、あっち行って、こっち行って」

と説明しても分かりません。人形を用意して、「○○くんはここにいるよね、カンがそこにあるから、まず○○くんは、こっちを向かなくてはいけないの」と、実際に人形をくるっと回したりして教えるようにします。そうすれば、「うん、分かった！」となるのです。アスペルガーは口で言っても理解できませんが、視覚的な説明なら分かるのです。

カズキくんの場合も、親御さんに協力してもらって、教え方を工夫し、何度も繰り返し説明してもらいました。結果、遊びについていけるようになり、仲間はずれにされることはなくなりました。

友だちの輪に入れるようになったマサトくん（小五男子）

小学五年生のマサトくんは、みんなと遊びたいのですが、お友だちにどう声をかけていいのかが分かりません。だから仲間に入れない。せっかく入れてもらったところで、言葉がまったく出ない。仲良くしたいのに、会話ができないのです。だからいつも独りぼっちか、仲間からはじかれるかのどちらかでした。

アスペルガーは、マニュアルがないとうまく行動できません。普通の人なら自然に身につくようなことでも、アスペルガーには、それができないのです。

基本的な改善策は、前に挙げた友達を怖がっていたトモヤくん、遊び方を理解できなかったカズキくんと同じです。まず、マサトくんが対応できなかった状況、答えられなかった会話などをリストアップします。それをもとに、一般的な会話の流れで台本を作ります。そして、マサトくんが暗記してスラスラと言えるようになるまで、家族と読み合わせをします。これを繰り返し練習し、体で覚えていきました。

努力の結果、マサトくんは、お友だちに声をかけることができるようになりました。また、お友だちと自由に会話をするところまではいっていませんが、それなりの対応はできているようです。二回に一回は友達の輪に入れるようになり、仲間はずれにされることはなくなりました。

テレビ依存を抜け出すことができたヒロユキくん（小二男子）

ヒロユキくんは、家にいる間、テレビの前からいっさい動きません。お母さんが注意しても、言うことをきかない。テレビを消すと暴れるので、仕方なくまたつける、といったことを繰り返していました。

そこで僕は、「強制的にテレビを撤去するか、アンテナのコードを抜くなどして、テレビを見せないように」と伝えました。こんなことをすれば、もちろんヒロユキくんは暴れます。しかし、お母さんにはそれを無視して、普段どおりの生活を続けてもらいます。するとヒロユキくんは、自分が暴れても意味がないことを学習し、おとなしくなるか、ほかの形で遊ぶかします。そのときに初めて、お母さんはヒロユキくんを抱きしめ、褒めてあげるのです。ここがポイントです。正しい行ないをすれば嬉しいことが起こるということを、実感してもらいます。こうしてヒロユキくんは、テレビを見ないで別の遊びをすればお母さんに褒めてもらえることを学んでいき、テレビを見る時間が格段に減りました。

子どもが何かに依存している場合、大半の親は、子どもが暴れると、落ち着かせるために、仕方なく同じことをやらせてしまいます。これでは、根本的な解決にはつながりません。依存の対象を撤去して、子どもが暴れても無視することが大切なのです。そして、子どもがあきらめ、行動を変えたときに褒めてあげることで、望ましい行動を強化していきます。

奇声を上げていたが穏やかになったリョウタくん（小一男子）

リョウタくんは、耳をつんざくような奇声をよく発していました。お母さんが抱きしめてあげると、おとなしくなります。しかし、十分もたつと、また奇声をあげて泣き叫びます。お母さんがあわてて抱きしめると、リョウタくんは鎮まります。一日、その繰り返しです。お母さんはほとほと疲れ果て、心理カウンセラーやセラピスト、ヒーラーのところへ相談に行きました。すると、「この子の心は深く傷ついているから、母親の愛情を強く欲しているのだ」と決まり文句を言われるのです。その心の傷とは、インナーチャイルド、バーストラウマ、過去世のトラウマだと指摘され、「母親が愛情を与えることで癒やす必要がある」とアドバイスされ続けていました。

アドバイスに従い、お母さんはリョウタくんに愛情を注ぐよう努めました。ところが、一向に改善しません。それで、僕のところを訪ねてきたというわけです。

僕はお母さんに、「愛情をかけてはいけないところにかけていたのが問題です」と言いました。お母さんの間違った対応により、リョウタくんは、「奇声を上げればお母さんが抱きしめてくれる」という学習をしていたのです。だからそれをやめて、という単純なことをお母さんに伝えました。

奇声を上げてほしくないのであれば、抱きしめるタイミングを改めなければいけません。お母さんには､リョウタくんがいくら叫んでも無視するように言いました。そのうちに､リョウタくんは、お母さんがちっとも抱きしめてくれなくなったので、奇声を上げることに意味がないと理解しはじめ、だんだんと回数が減ってきました。

さらに、リョウタくんが静かにしているときに、抱きしめてあげるようにしてもらいました。これでリョウタくんは､「静かにしていれば､抱きしめてもらえるようになるんだ」とルール変更を学習しました。

このように、子どものエネルギーの矛先《ほこさき》を、正しい向きに導くことが大切です。発達障害者の奇行というのは、人を困らせようと思ってやっているのではなく、エネルギーを向ける先が分からないだけなのです。

リョウタくんの奇声は、今では四分の一ほどに減りました。

朝の支度時間が半分に短縮されたタクミくん（小四男子）

学校に行くまで朝の支度に時間がかかる子どもの例です。このケースは少なくありません。タクミくんのお母さんも、毎朝、「早く起きなさい！」から始まって「早く歯をみがきなさい！」「早く着替えなさい！」「早くご飯を食べなさい！」と怒鳴り続けていました。

それに嫌気がさしたタクミくんはいっそう心を閉ざし、ますます動きが遅くなっていきました。お母さんはますます怒り、ついには手をあげるまでになってしまいました。

僕は、タクミくんが朝なかなか起きられないというところに着目し、体内時計の乱れを修正しながら朝の正しい習慣を身につけられるよう、対策をとりました。具体的な手段は、次のようなものです。

- 光治療器のブライトライトで起床する。
- 朝の支度の内容を、行動別に分ける（歯磨き、着替え、朝食、など）。

●何にどれだけ時間がかかっているのかを記録する。
●うまくできること、まったくできないことの二点のみに注目する。
●前者ができるたびにベタ褒めする。
●後者はブロークンレコード・テクニックを使って矯正し、達成するたびに賞賛する。

歯磨き、着替え、朝食など、朝の支度はいろいろありますが、その中でも比較的よくできることと、まったくできないことに分けます。全部駄目というお子さんもなかにはいますが、たいていの場合は、得意な支度もあるものです。そしてお母さんは、よくできている部分をベタ褒めしてあげます。

まったくできないことに関しては、親が見本を見せます。そして「同じようにやってみようね」と伝えます。子どもがぐずぐずしたり、あるいは逆らったりしたら、ブロークンレコード・テクニックで強制的にやらせます。このテクニックについては後述しますが、無表情、無感情で、「着替えなさい、着替えなさい」と同じことを繰り返し唱えるのです。そして子どもがちゃんとやるようになったら、またベタ褒めする。これを繰り返します。

タクミくんの場合、二時間かかっていた支度が一時間になりました。お母さんも怒鳴ることが一週間に一回程度になり、手が出ることはなくなりました。

宿題をするようになったフミカちゃん（小四女子）

フミカちゃんは、宿題をやりません。勉強なんてつまらないと感じていたのです。頭はよいのですが、先生が口頭中心の授業をしていたので、よく理解できていませんでした。

宿題をしないため、学校では先生に怒られます。そして家では母親から宿題をやるように口うるさく言われ、やる、やらないのケンカになります。

そこで、まず母子でチームになって、先生に戦いを挑むという作戦をとりました。お母さんとフミカちゃんで一緒に宿題をやって、先生を見返してやろうという算段です。お母さんには、「フミカちゃんは、いつも宿題をやらないで先生に怒られているから、お母さんと一緒に先生を負かしてしまおうよ。『よくできたね』と褒めさせちゃおうよ。個人面談のときに、先生が怒りすぎたことを謝らせるからさ。それって楽しくない？」と言ってもらいます。悪だくみは楽しいものです。フミカちゃんはお母さんとの一体感を感じたようで、ケンカもなくなり、やる気も出てきました。

その際、宿題の全てをすませるということはあきらめて、宿題の問題を細かく分けて、少しずつこなしていくようにしてもらいました。五十問あるなら一問ずつ線を引いて区切っていきます。内容はあえて図や文字に変えて教えます。

最初の一週間は、二問できればよしとしました。子どもが一問できたら母親がベタ褒めしてあげます。そして宿題を終えるたびに、手作りの表にシールを貼るようにしました。これは、トークンエコノミーと呼ばれる手法で、シールやコインなどをご褒美にあげることで、楽しみながらやる気をアップさせることができます。これを根気よく続けました。完全は求めません。最悪から抜け出せればいいというつもりでやればいいのです。

今、フミカちゃんは、八割くらい宿題ができるようになっています。

〈大人たちのケース〉

次に、大人の発達障害者の事例をご紹介していきます。

昔は、発達障害という概念自体が浸透《しんとう》していなかったため、大人になってから発達障害だと分かった人ばかりです。特に何も対策をとらずに大人になった方がほとんどなので、改善のためのステップも多岐にわたり、時間もかかります。また、何よりも、本人の「改善したい」という意志が大切です。周囲が改善を望んでいても、本人がこのままでいいと思っていたら、僕としては何もしてあげられません。

これからご紹介する事例は、いずれもご本人が相談にいらっしゃり、ご本人の希望で改善の努力をされた結果です。

鬱、倦怠感の払拭

（山本さん・四十一歳・女性。中医学講師・料理教室主宰）

〈セッション前の状態〉

- いつも鬱っぽい。
- 理由のない不安や恐怖心を抱えている。
- 人前に出ることに強い恐怖を感じる。
- 一人で出かけるのが怖い。
- 引きこもりがちで、自ら外に出て行動することはない。
- 常に眠気と疲労感を感じ、少し動いただけでバテてしまう。
- 日中のほとんどを寝て過ごしている。
- 心身ともにだるく、何一つ行動を起こせない。

逆運動興奮を取り払う

山本さんは、苦しさを軽減するための方法を誤り、間違ったことばかりしていました。アスペルガーの症状であるのに、心の問題だと勘違いし、一生懸命に自己啓発や人生論、哲学的な本を読んでいたのです。

そのほとんどは、「ありのままでいい」「あなたの思ったことは全て現実に反映される」などと書かれた、いわゆるスピリチュアル系の本でした。そして、苦しみは「気づきや学びのため」「魂の成長のため」とする考え方から抜け出せないでいたのです。

彼女はこうした情報を収集するなかで、自分で有効だと判断したものを、そのまま忠実に実践していました。それが、症状をかえって悪化させる結果になってしまいました。

「逆運動興奮」がその最たる症状でした。「運動興奮」の逆です。今は「作業興奮」と呼ぶことも多いようですが、ここでは「運動興奮」とします。

運動興奮とは精神医学特有の言葉で、まったくやる気がなくても、強制的に体を動かすことによって、やる気が出てくるという現象です。たとえば、お部屋の掃除。初めのうちはかったるく、面倒くさくて仕方ありません。それでも何とか掃除を始めると、そのうちに気分が乗ってきて、「ここもやろう」「あそこもきれいにしよう」と、止まらなくなる。これが典型的な運動興奮です。

「ああ、今からジムに行かなくてはいけない、面倒くさい、嫌だなあ」と思っていても、いざジムに行って体を動かしはじめると、だんだん楽しくなってきて調子がよくなる。終わってみれば、心身ともにすっきりする。これも運動興奮です。

つまり、強制的に体を動かすことで心身が活性化するのです。運動することによって脳の前頭葉の血流がよくなり、アドレナリンやドーパミンなどの分泌が活発になって、俄然やる気が出てくるというわけです。

逆運動興奮は、この逆です。元気な状態から逆に気分を落としてしまう行為です。たとえば、無駄に寝転がっていると、代謝がしだいに落ちていき、血流の活性が下がります。乳酸が蓄積して、その結果、体がだるくなり、動くことが面倒くさくなっていきます。

畳の上に大の字に寝転がると、次の動作も億劫《おっくう》になりますよね。椅子に座っている状態からちょっと立ち上がるのと、大の字に寝転がっている状態から起き上がるのとでは、明らかに大の字になっているときのほうが億劫なはずです。椅子に座るにしても、深く、つらくない範囲で背筋を真っすぐにして座るのと、浅く座り、腹を上に向けて、足を投げ出すのとでは、気分がまったく違ってきます。たとえやる気のあった人でも、そんな姿勢で座っていたら、とたんにやる気がなくなってしまいます。自分の体勢や動きが、楽なほう、だらしないほうに変わると、気持ちまで自然とそれに倣《なら》ってしまうのです。

人は生存本能上、運動興奮を取り払おうとする傾向があります。これは、活発に動く状態が続くと、その分、カロリーを多く消費してしまうからです。つまり、本能的に飢餓の恐怖を避けているというわけなのです。

日本人全体が満足に食べられるようになってから、まだほんの数十年です。地球上の大半は、いまだに飢餓の状態にあります。これまで（今でも）人類は飢餓と戦い続けてきました。どうしたら飢餓を避けられるか、それが生き抜くための最大のカギなのです。なので、なるべくカロリーを消費しないようにする必要がありました。カロリーを消費しないためには、動かないほうがいい。動かないためには、なるべくやる気を出さないようにする。やる気を出さないためには、やる気を出しにくい状態に体を置く。それで無意識のうちに、やる気の出るような運動興奮は避けて、やる気がなくなる逆運動興奮を積極的に取り入れるようになっていくのです。私たちの体は、そのようにできています。逆運動興奮というのは、具体的には、日中にヒーリングミュージックを聴く、瞑想をする、腹式呼吸をする、くつろぐ、リラックスするといったことです。

山本さんはアスペルガーなので、基本的にストレスの塊です。だからストレスをなくしたい。「どうすればいいのか、リラックスだ」ということで、日中、リラックスするように努めていました。こうして積極的に逆運動興奮を取り入れた結果、どんどん鬱っぽくなってしまったのです。

普通の人なら、ヒーリングミュージックを聴いたとしても、「ああ、ちょっとリラックスできた、よし次をやろう」ぐらいですみます。しかし、彼女はアスペルガーなので、「ああ、今日はもう動けない、このまま寝たい」というぐらいまで興奮が一気に低下してしまう。アスペルガーの場合は、逆運動興奮は徹底して取り除かなくてはいけません。普通の人でもやる気を出したいときは、アスペルガー並みにとはいいませんが、逆運動興奮は取り除いたほうが賢明です。アスペルガー対策は、全ての人に通用するテクニックなのです。

僕は、ここ数年のリラクセーションや癒し系ブームに、疑問を感じています。否定はしませんが、現代人には適していないと思うのです。

彼女は、リラックスするために、昼寝の時間をとっていました。大の大人がしっかり二時間も昼寝をしたらどうなるか。だるくて仕方なくなるでしょう。南欧のシエスタの場合などは、夜の睡眠時間も短いですし、文化的に習慣化されているので、起きる儀式もしっかりとしています。スペインは、にぎやかな人が多いので、普段から興奮度が高く、活性化も早い。昼寝をしてもすぐ平常に戻れるのです。日本人は、文化的にも体質的にも、長い昼寝には向いていません。

また、ストレスに関する大きな勘違いがあります。

現代人は、実は、あまりストレスを感じていないのです。ストレスがなさすぎることが、逆にストレスになっています。だから、興奮を下げてストレスをさらになくしてどうするのか、という話です。会社勤めの方が、定年退職したとたんに老けてしまったという話をよく聞きます。これは、運動興奮がいきなりなくなったから。経営者やバリバリの社員として、毎日激務やストレスにさらされていたときは元気だったのに、引退したとたんにあっちこっちガタがきて倒れた、という例も珍しくありません。誰の言葉だったかは忘れましたが、「奴隷のように働いて、貴族のように眠る」、現代人にはこれが正しいのです。

山本さんには、それまで取り入れていたリラクセーション関係のことを全てやめるように言いました。

誤った健康法をやめる

山本さんは、玄米菜食を中心とした食事を摂っていました。人工物はいけないというので、サプリメントはいっさい摂りません。無理をしてはいけないと思っていたので、有酸素運動やウェイトトレーニングもせず、長時間睡眠をとり、ヨガをやっていました。

ヨガは、きちんと骨格が整っている人がやるなら効果が出ます。しかし現代人は、基本的に体が歪んでいる場合が多く、動作によくない癖を持っている人もいます。その状態でヨガをやると、かえって変な方向に癖がついて、体を傷めてしまう。場合によっては、歩くことさえ困難になることだってあるのです。

実際彼女は、ヨガを始めてからひどい腰痛に苦しむようになりました。すごい内股で反り腰でしたから当然のことです。玄米採食もヨガも、全部やめてもらいました。

時間の使い方を考える

自分の行動を把握するため、自分が一日どういう行動をして、どれにどれだけ時間を使っているのかを書き出してもらおうとしたのですが、山本さんは何一つ書き出すことができませんでした。自分がどんな行動をし、それに対してどれだけ時間を使っているのか、まったく把握できていなかったのです。そこで、まずは早起きから始めてもらいました。そして自分が何に対してどれだけの時間を使うのかを、明確に記録してもらいます。これまでしてきた習慣で、不要なもの、あまりにも効率の悪いものは全て取り除きます。自分にとってやるべきことは何か、それをいつ、どのぐらい、どこでやるのか。そういうマニュアルを作成していったのです。

夜は単純作業、朝はなるべく頭を使う複雑な作業にあてます。彼女は朝の散歩を日課にしていましたが、そんなもったいないことはやめて、午後に回してもらいました。昼寝はしてもいいけれど、昼の十二時を越えず、午前中に十分から十五分だけと決めました。

彼女は、人と会う予定を成り行きに任せて入れていました。そこで、一週間に三人と会うのなら、月曜に一人、火曜に一人という形ではなく、同じ日に三人と会うスケジュールを入れるように言いました。こうすれば、移動する時間や準備をする時間の無駄が省けるので効率的です。火曜日と水曜日は事務仕事だけを入れて、ほかのことは全て断ります。これにより、仕事が大幅に効率化されました。

発達障害に限らず誰にとっても、自分の人生を改善していくためには、時間の使い方が非常に重要です。僕は、人生を改善していくためには、

①質のよい情報を入手する。

②適度な意志力と継続力がある。

③時間がある。

この三つが必須条件だと思っていますが、そのうち③の「時間がある」がいちばん大事だと考えています。

特にアスペルガーの場合、症状を改善して人生を大幅に変えていくには、何か一つをやればすむという生やさしい話ではありません。あれもこれもどれもそれもで、やらなければいけないことが山ほどあるわけです。ただでさえアスペルガーは無駄な動きが多く、効率がよくないので、時間の使い方は非常に重要です。時間をいかに無駄なく上手に使うかに、人生の質がかかっているのです。

僕のところを訪れる人たちには、より時間を確保するため、睡眠時間は最長でも五時間ま

でに抑えられるように、そのノウハウを伝える睡眠講座も開いています。

ビッグステップからスモールステップへ

彼女はまた、ものごとを一挙に変えようとしていました。スピリチュアル系の影響もあるのでしょうが、精神的なことや、秘儀や秘術のようなノウハウを駆使すれば、世界は一瞬で変わると信じていたようです。しかし、これは幻想です。少しずつでいいので、確実に現実的に変えていかなくてなりません。

運動が必要だからといって、今まで何もしてこなかった人が、いきなり毎日三時間も運動ができるかといえば、それは不可能です。始めるなら一日三分からで構いません。そこから少しずつ時間を延ばし、内容を濃くしていく。遠回りに見えても、結局、これがいちばんの近道なのです。早起きにしても、朝十時くらいに起きていた人が、いきなり朝四時に起床するなんて無理というものです。二週間に十五分ずつ早めていくぐらいでもいい。そうすれば二ヵ月で一時間、半年後には確実に早起きできます。

山本さんは、中医学の講師をしていました。ホームページに載せる記事を書かなくてはなりません。普段から文章を書く習慣がなかった人には、大変な作業です。彼女は真面目で几《き》帳面《ちょうめん》な性格だったため、記事の内容を高度で充実したものにしようとしていました。それでもなんとか書いて、毎日更新もしました。しかし、なかなか満足のいく内容にはならず、そのうちに、まったく書けなくなってしまいました。

無理をしてはいけません。僕は山本さんに、記事を書くのは一週間に二つだけにするように言いました。文章も大まかでよいし、一時間に三行ずつ書くぐらいのつもりでと、スモールステップで、しかも、確実に前に進むようにそのスタイルを変えてもらいました。

人間の脳の神経ネットワークは一種の筋肉のようなものなので、鍛えれば着実に力がつきます。文章も三行書けるようになれば四行、四行書ければ五行、と確実に能力がアップしていきます。最初のうちは机に向かうことすら苦痛であっても、十分間椅子に座って机に向かうことができれば、次は十五分、二十分と、一歩一歩前進するようになるのです。

日常生活から逆運動興奮を取り除いていくときも、スモールステップ法を使います。今までの癖が体に染み込んでいますから、一気に取り除くのはきつすぎる。「今週はソファに寝転がるのをやめましょう」「次は、ソファを撤去しましょう」という具合で進めていきます。その次のセッションでは、「今度はテレビのアンテナを抜いてみようか」と、ことごとくスモールステップで行なっていくわけです。

僕の部屋には、ベッドがありません。ベッドがあると、寝転がってしまうからです。寝転がることは床でもできますが、固いので長時間は寝ていられません。それを考慮して、床には絨毯《じゅうたん》を敷かず、ソファも置きません。休むところがないので、椅子に座らざるをえないというわけです。椅子に座っているから次の行動にすんなりと移ることができ、運動興奮を削《そ》がなくてすむのです。

こういうことは、続ければすぐに慣れます。僕は一時期、テレビ依存の状態でした。再びそうなってしまうことを防ぐために、今では、テレビのアンテナを抜いています。本当に必要なときだけ見ればいいのです。これも、別に苦ではありません。

完璧主義はやめる

山本さんは、料理教室の講習会も開いていました。彼女は完璧主義なところがあるので、きちんとした会場を用意しよう、プログラムも徹底的に作り込もう、料理も受講者が驚くようなものを出そう、必ず週二日は開こうと、あまりにもハードルを上げすぎていました。そして、講習料も二万円くらいに設定してと、まるで一流の有名講師です。

彼女にはまず、自分が完璧主義者に陥っていることを理解してもらいました。そして今の彼女の実力では、望むだけの内容の実行は不可能であることも納得してもらいました。なにより今の精神状態のままでは、肝心な講師としてのスキルを発揮することができません。

僕は彼女に、生徒は一人にするように言いました。場所は、自分の家。受講料は材料費分の一〇〇〇円とする。講習会は月一回。「これだったらできますか？」と聞くと、彼女は「できます」と答えました。このようにして、完璧主義を取り除いていったのです。

劣等感を抱かない範囲で、絶対にできるようなところまで目標を下げる。そうすれば、ハードルが下がった分、行動を起こしやすくなり、少しずつ自信がつきはじめます。

ローカーボを薦めたときも、彼女は「お菓子とかパスタが大好きなのに、まったく食べられないんですか？　そんなの無理です」と憤然としました。でも「いえ、とりあえず三食中一食だけです。二食は好きなものを食べていいですよ」と言うと、「それだったらできそうです」となりました。そこそこできればいいというところまで、目標を下げたわけです。

運動でも、普段やっていない人ほど、「毎日二時間はやらなければいけない」「週三回はジムに通わないといけない」と、徹底しようとします。それに対しても、「いや、一日十分でいいんです」という話なのです。

完璧主義は、あまり現実の役には立ってくれません。疲れるだけで、結局、何も変わらないままだからです。仮に最初はがんばれたとしても、まず長続きしないし、挫折することで余計な劣等感や罪悪感が生まれ、かえって前よりもひどい状態になりかねません。まずは完璧主義を捨て、自分で上げてしまったハードルを、いったん下げる必要があります。こうして初めて、改善のためのステップを踏み出すことができるのです。

ロールプレイング

ロールプレイングは「役割演技」と訳されます。起こりそうなことを現実に近い形で擬似《ぎじ》体験《たいけん》して、実際に起きたとき、対応できるようにする学習法です。演劇でも舞台でも、役者にいきなり台本を渡して、「ハイ本番！」はありえませんね。運動着のようなものを着て、スタジオで練習することから始めます。

日常生活でも同じです。身につけておきたい言動があったら、練習しておくとよいでしょう。いくら頭で理解できても、度胸があっても、ぶっつけ本番で対応できるということはなかなかありません。頭でイメージすればいきなり社交ダンスができるのか、やる気があれば文章がうまく書けるのか、度胸さえあれば人前で流暢に話せるのか、ということです。

もちろん、イメージングは大切です。しかしそれは、普段からいろいろ実践して、経験を積んでいるからこそ活かせるというもの。頭での理解や度胸の問題ではありません。踊ってきたから踊れるのです。書いてきたから書けるのです。話してきたから話せるのです。イメージングは、今まで何もしてこなかった人の役には立ちません。慣れないことに挑戦するときは、実践に近い形で練習をして、強制的に脳や体に刷り込んでいくのです。

ロールプレイングはとても大切です。日常生活や仕事において、人はときに重要な判断や決定をしなければならない場面に遭遇《そうぐう》します。そういう場面での経験が乏《とぼ》しければ、どうしてよいか分からなくなるのが普通です。脳や体がまっさらな状態では、適切な対応ができません。

販売や営業の仕事では、新人は真っ先に、基本的なあいさつの仕方、お辞儀の仕方、敬語の使い方などを徹底的に教わります。本番に近い形で練習し、反復し、体に覚えさせるのです。このような身につく練習が必要です。山本さんには、目の前に生徒がいることを想定して、講習会の練習を何度もしてもらいました。

セロトニンシステムの強化

セロトニンは脳内の神経伝達物質で、主に精神の安定をつかさどります。セロトニンが出ているから、僕たちは日中、眠くならずに起きていられるのです。またセロトニンは抗重力筋を活性化します。抗重力筋とは、重力に対抗して姿勢などを維持するための筋肉です。表情筋や背筋がそうです。これがなければ、立ったとき体がグニャグニャしてしまう。そしてこの抗重力筋は、いくら鍛えたところで、セロトニンがきちんと分泌されなければ働きません。

鬱の人は、セロトニンが充分に分泌されていないといわれます。人は鬱になると、まぶたや顎《あご》が下に垂れていき、どんどん無表情になっていきます。これは、抗重力筋がきちんと働いていないからでしょう。

アスペルガーは、脳のセロトニンシステムの機能がとても弱くなっています。血液中のホルモン状態を検査すると、セロトニン代謝物質が非常に少ない。そのかわり、ノルアドレナリン、CRF（副腎皮質ホルモン放出因子）といったストレスや恐怖をつかさどる代謝物質がとても多くなっています。セロトニンが正常に分泌されていれば、それらを抑制することができ、抗重力筋も活性化しているのでシャンとしていられます。しかしアスペルガーは、セロトニンシステムの機能が弱いせいで日中やたらと眠く、だらけてしまう人が多いのです。

山本さんの場合も、セロトニンシステムの機能を強化する対策をとりました。ローカーボ、運動興奮のほかに、リズム運動と光刺激を行ないます。リズム運動というのは、踏み台昇降や縄跳び、ランニング、ちょっと速めのウォーキングなど、一定のリズムを刻む運動です。また、光刺激については、朝起きたらすぐに一万ルクス以上の強い光を放つブライトライトという照明器具を見る習慣を身につけてもらいました。サプリメントも摂取します。

また、時間に余裕がある人なら、早朝のジョギングも効果的です。力強いリズム運動で、なおかつ強い朝の光を浴びることができます。毎朝ジョギングしている人に積極的な人が多いのは、セロトニンシステムが強化されているからともいえるでしょう。

改善後の彼女は、日常における理由のない不安や恐怖心が消え、健全な範囲内の軽い躁状態を保っています。一週間に三回は楽しんで外出するようになりました。講師としての実力を高めるために一日三十分間のロールプレイングを行ない、休日は中医学のセミナーのレジュメ作成に励《はげ》んでいます。また、定期的に自宅に人を集め、料理講習と実演販売を行なうようになりました。「緊張はするけれど、人前に出ることが楽しめるようになってきました」と、元気に活動しています。

自殺を考えるほどの重い鬱からの再生

（村上さん・四十八歳・男性。医師）

〈セッション前の状態〉

- ストレスからくる不眠。
- 慢性的な重い鬱。
- 日中に動悸、息切れ、パニック障害といった症状を発する。
- 自分の未来に絶望している。

強すぎる責任感

村上さんは消化器を専門とする内科医です。ご両親が、ベッド数二〇〇床くらいの大きな病院を経営していました。村上さんは長男で院長として病院を継ぐことになりましたが、ほどなくして鬱状態になり、仕事にも支障が出はじめたのです。おそらく適応障害を起こしていたのでしょう。

普通の人でも、自由に動くことが向いているタイプの人が会社勤めを続けていれば、どんどんストレスが溜まっていきます。逆に、言われたことを淡々とこなしていくことが得意な人が、いきなりリーダーに回されても、これはこれでストレスです。アスペルガーの場合、不適切な環境におかれたときのストレスは、定型発達の人よりも非常に大きくのしかかり、心身の健康を急速にむしばんでいきます。

村上さんはもともと、一つのことをコツコツ研究していく仕事に就きたいと思っていました。地味な作業でも延々とやり続けることができ、作業に没頭することに喜びを感じます。一つのことに集中してコツコツじっくり取り組んでいく研究職は、村上さんにとって非常に適した職業だと思います。しかし、長男ということで病院を継ぐことを周囲から強く求められ、苦手なマネジメントもやることになりました。

初めのうちは、そんな自分の立場や仕事の内容に、強い違和感を覚えたそうです。ですが、責任感が強いため、「自分はこれをこなしていかなければならないのだ」という使命感に押され、働き続けました。とはいえ、苦手なことというものは、なかなか思うようにできるものではありません。「やらなければならない」「でも、できない」と葛藤《かっとう》が続き、しだいに鬱の症状が現われはじめたのです。そしてついには、自殺まで考えるようになってしまいました。

村上さんを追い詰めていった責任感の強さや生真面目さは、アスペルガー特有の症状です。責任感が強いことも真面目であることも、長所としての症状なのですが、とにかくそれが極端すぎる。自分の思いと仕事内容のギャップに悩み、それが原因で鬱になったわけですが、鬱になると、どうしても思考の幅が狭くなり、「とにかくこの状況で、なんとかがんばるしかない」と逃げ場を失ってしまいます。視野狭窄《しやきょうさく》に陥り、他の方法を考えられなくなるのです。他の病院に勤めるとか、臨床医や研究医になるといった別の道は見えません。今のこの仕事しかないと思い込んでしまうのです。

僕は、村上さんに、院長を降りるように言いました。もちろん、村上さんはそれを聞いて驚き、そんなことは無理だと言い張ります。しかし僕は、村上さんを諭《さと》し、村上さんのためにも、周囲の人たちのためにも、村上さんが院長を降りたほうがよいことを理解してもらいました。

村上さんが院長を降りたいと告げたとき、当然、周囲はびっくりして引き留めたのですが、本人の強い意志が伝わると、皆さんが納得してくれたようです。というのも、すでにそのころには、村上さんの言動が露骨におかしくなっていて、病院スタッフの皆さんはかなり心配していたらしいのです。

村上さんは内向型のアスペルガーだったので、基本的に人を怒ることはありません。しかし、このころの村上さんはちょっとしたことで激怒することがしばしばあり、睡眠不足で足元がふらつくようになっていて、あろうことか診療中に居眠りをするという失態まで見せていたのです。村上さん自身の命も患者さんの命も危険にさらされる前に相談に来てくれて、本当によかったと思っています。

現在は、もともと興味があった統合医療関係の研究医として生きがいも見出し、楽しく充実した毎日をお過ごしになっているようです。

恋愛依存症を克服したアイドル

（吉川さん・二十九歳・女性。アイドル）

〈セッション前の状態〉

●なぜかダメ男ばかりとつき合ってしまう。

● すてきな男性を目の前にすると、怖くなって逃げてしまう。
● 自分を責める。
● 自分が変われば、恋人のダメっぷりも変わると信じている。

家庭内ストックホルムシンドローム

吉川さんは、女性としても人間的にも、非常に魅力的な方でした。当然モテるし、彼氏もすぐにできます。しかし相手の男性は、判で押したようにいつもダメ男ばかりなのです。ただの情けない、さえない男というだけならまだしも、彼女はひどい実害をこうむっていました。男たちは彼女のいわゆる「ヒモ」になり、まったく働かなくなります。彼女の給料は全部取られ、暴力をふるわれ、一日中セックスにつき合わされる。それでも彼女は別れようとはせずに、いっそう彼に尽くしてしまうのです。

彼女は幼少期、典型的な「家庭内ストックホルムシンドローム」に陥っていました。「ストックホルムシンドローム」というのは、一九七三年にスウェーデンのストックホルムで起きた銀行強盗の人質立てこもり事件から命名された精神医学用語です。被害者であるにもかかわらず、加害者に過剰な共感や同情を抱いてしまう現象のことを指します。

人は、自分の命を誰かに握られた場合、生き残り戦略としてその相手を徹底的に好きになろうとする傾向があります。環境が過酷であればあるほど、その人を一生懸命に愛そうとしてしまうのです。ストックホルムの事件では、犯人は人質に暴力をふるわず、逆に優しさや気配りを見せたため、さらにこの傾向に拍車がかかり、中には釈放された犯人と結婚した被害者まで現われました。

会社で、普段とても厳しい上司が、あるときふとした優しさを見せたとします。すると部下はその優しさに感動し、「厳しい上司ではあるけれど、いい人なんだ」と上司のことを好きになろうとするのです。このような現象が家庭で起きることを「家庭内ストックホルムシンドローム」と呼びます。彼女の幼少期がまさにそれでした。

子どもというのは誰でも無力で、生きるも死ぬも両親の手に委《ゆだ》ねられています。だから子どもは、無条件に両親を愛そうとする。仮に父親がひどい父親であったとしても、そのひどい父親を愛することがその子にとって最大の関心事になってしまいます。するとどうなるか。それまでは、「私は、このひどい父親を愛さなければいけない」と思っていたのが、いつのまにか、「私は、こういう男性が好きなのだ」にすり替わってしまうのです。それはそのまま、成人してからの恋愛観に投影されます。

吉川さんの父親は、仕事もろくにせず、家族に暴力をふるい、ギャンブル依存症でアル中という、絵にかいたようなアダルトチルドレンでした。彼女はもともと、きわめて優しい、愛情深い女性です。だから家庭内ストックホルムシンドロームと相まって、ますます父親を愛そうとしました。母親はもとより、父親には絶対服従です。こうした子ども時代の刷り込みが、成人したのちにも世の男性に向けられてしまいました。

ダメ男というのは、結婚してからだんだんとダメになっていくのではなく、結婚する前からすでにダメなのです。こうした要素は、その男性の普段の言動の端々《はしばし》に姿を現わします。そんな男性とつき合い、結婚するということは、もう立派に精神病理が働いている証拠です。そうした精神病理は、なかなか自分の力だけでは解決できません。なので、ますます無力感を感じるようになるのです。

恋愛依存症をよく知る

恋愛依存症には次の四つの特徴があります。

①共依存
②回避依存
③ロマンス依存
④セックス依存

彼女は、共依存と回避依存が複合した、最も典型的な恋愛依存症でした。

共依存というのは、ダメ男の面倒を一生懸命見ることによって、自己の存在証明を果たそうとするものです。「私がいなければ、この人は生きていけない」というところに、自分の存在価値を置いてしまいます。回避依存にはいくつかのパターンがありますが、彼女の場合は、自分にとって有益な男性が現われたとしても、親密な関係を築くのが怖くなって、自分から逃げてしまうというものでした。

ちなみにロマンス依存は、恋愛においてハラハラドキドキすることだけが目的となってしまい、関係が安定すると急速に醒《さ》めてしまうか、意図的に喧嘩して不安定な状態に持ち込んでしまったりすることを指します。セックス依存は、セックスの最中にだけ愛情を深く感じる、あるいはそうしていないと相手が離れていくかもしれないという恐怖心で、強迫的にセックスを求めてしまう状態を言います。

アスペルガーの女性は、共依存と回避依存を中心とした恋愛依存に陥りやすい傾向を持っています。吉川さんが恋愛依存になった背景には、もちろん家庭内ストックホルムシンドロームの影響があるのですが、同時にアスペルガー気質が拍車をかけていました。

アスペルガーというのは、嫌な出来事をいつまでも忘れられません。月日とともに自然と記憶が薄くなっていくことはないのです。吉川さんは、いつまでも鮮明に残る父親の記憶に追い立てられて、ダメ男にハマりやすい状態にありました。

そんな吉川さんの恋愛をさらにつらいものにしていたのは、深い劣等感です。アスペルガーは、その症状の一つに、「理由のない劣等感」を持っています。たとえ恵まれた家庭環境で育ったとしても、なぜか自分に価値を感じられず、「生きててごめんなさい」という気持ちになってしまうのです。自分には価値がないという観念が、他人の面倒を見ることで自分の存在理由を示そうとする共依存や、すてきな人を見ると引け目を感じて逃げたくなるという回避依存を起こしていました。

吉川さんは、こういった恋愛依存症と家庭内ストックホルムシンドロームとが複雑に絡《から》み合って、ダメ男を渡り歩いていたのです。

また、恋愛依存の女性に対して、こうした共依存や回避依存のスイッチを入れてしまう男性にも、共通した特徴があります。

吉川さんには、これまでつき合ってきた男性たちとのやりとり、言動を詳細に書き出してもらいました。そして一緒に共通点をリストアップし、その共通点をもとに元カレたちを検証していきます。また彼女には、普通に男性を見る目がある女性に、たくさん会ってもらいました。こうすることで、だんだん自分がハマっていた恋愛のパターンが客観的に見えてくるので、新しい男性と出会っても、もう無意識に今までのパターンを繰り返すことがなくなっていきます。

現在の彼女は、そこそこの男性とつき合っています。そこそこ稼いで、そこそこ愛情があって、そこそこ彼女の未来のことを考えてくれているような男性です。

僕は、彼女のレベルからいえば、もっとすてきな男性とつき合ってもいいと思っています。でも彼女は、まだ完全に恋愛依存症から抜け出せたわけではないようです。いまだにハイレベルで高スペックな男性とつき合うことに恐怖心を抱いている。まだまだ回避依存が残っています。

吉川さんのように、悲惨な家庭環境で育った女性は、強い劣等感を抱えています。そして、その劣等感に見合った環境に身を置かないと、違和感を覚えるようになるのです。

自分に分不相応なすばらしい男性とつき合えば、私は必ず嫌われる、捨てられる、と恐怖心に駆られるのです。強い劣等感を持っている人は、基本的に自分には価値がないと思っています。だから人に嫌われても当然だと思ってしまう。しかしそれと同時に、人に嫌われることに対して異常な恐怖心も持っているのです。だから、そうしたリスクがありそうなすてきな男性には、なるべく近寄らないようになります。

改善後の彼女は、自分が典型的な恋愛依存症であることを自覚し、男性の世話をすればするほど、相手をダメにしていくことを理解できるようになりました。二回ほどのデートで相手がダメ男か否かを見極められるまでになり、すてきな男性の前ではまだ多少の恐怖を感じるようですが、逃げることはなくなりました。自分のことを、すてきな男性とつき合う価値のある女性だというふうに、少しずつ認識できるようになってきています。その結果、いっそうモテています。

職場でのイジメからの脱出

（太田さん・四十六歳・女性。薬剤師）

〈セッション前の状態〉

- 過剰な恐怖心を持っている。
- 嫌なものを嫌と言えない。
- 他人に仕事を頼めない。
- 他人の仕事の分まで自分でしてしまう。
- 他人に利用されやすい。

負の環境圧力から抜け出す

共依存関係は、恋愛だけでなく、親子関係、友達関係をはじめ、全ての関係において起こりえます。もちろん、同性同士でも起こることです。

太田さんの上司は、薬剤師長でした。職場内ではトップです。しかし、仕事ができない。大半の人が、彼女に対して当たらず障らずの態度をとっていました。薬剤師長がミスをしても、自分にふりかからないかぎり見て見ぬふりをしていたのです。しかし太田さんはついつい手助けしてしまい、共依存関係に陥っていました。アスペルガーの長所である心根の優しさが裏目に出てしまった形です。ちなみに当時の彼女は、恋人とも共依存関係に陥っていました。

太田さんの話を聞く限りでは、この薬剤師長は多動型のＡＤＨＤが疑われます。基本的に落ち着きがなく、きわめて短気で情緒が不安定。暴言を吐き、ゴミ箱を蹴飛ばすなど激しく物に当たり散らす。事務仕事ができない。凡ミスが非常に多い。次々と興味が移る。言うこととやることが一致しない。言うことがころころ変わる。強気で攻撃的。親や上司、目上の人間に対して反抗的な態度をとるなど、多動型ＡＤＨＤによく見られる特徴をとても多く持っているのです。

多動型のＡＤＨＤの人は相手が利用できそうだと判断すると、恩を感じることなく徹底的に利用しようとするところがあります。逆に、アスペルガーの女性は、基本的にビビリ屋さんなので、本音をなかなか言えません。こうなると、おのずと支配関係が生まれやすくなります。

彼女は、視野狭窄に陥っていました。「自分の仕事場はここしかない」と思い込んでいたのです。ほかで働けるかどうか自信がなかったため、クビが怖くて上司に逆らうなんてできなかったのです。

そこの地域だけで見ると、たしかにほかに適当な職場はありませんでした。自宅から通える範囲の薬局はどこも職場環境が悪く、とても働く気にはなれません。だから、「今の職場でもめるわけにはいかない」「理不尽なことを押しつけられても我慢するしかない」と、自ら薬剤師長に支配される側を選んでしまったのです。

しかし、「あなたは薬剤師の資格を持っているのだから、東京に来ればいくらでも仕事はありますよ。そんなに嫌なら、その病院を辞めて引っ越してくればいいじゃないですか」と言うと、「そうか、私はどこでも働けるんですね」と、彼女はすぐに気づきました。そんな当たり前のことに気づけないほど、彼女は判断力を失っていたのです。

薬剤師長と大ゲンカしていづらくなったとしても、何も問題はない、引っ越せばいいだけのことだと気づいただけで、簡単に負の環境圧力の場から抜け出すことができました。

アスペルガーとしての苦しみを共感してもらう

彼女は、アスペルガーとしての苦しさを誰にも理解してもらえず、孤独と劣等感の深みにハマっていました。

　とても大切なことなので何度も言いますが、アスペルガーの症状自体は特別なものではありません。誰もが持っている傾向です。だからこそ、余計に厄介《やっかい》なのです。アスペルガーは、自分が発達障害だと気づいていなくても、「自分は周りの人とはどこか違う」という意識を持っています。そのことで深く悩み、ようやく人に相談できたとしても、それをうまく伝えることができません。なぜか、症状を軽めに語ってしまうのです。

　アスペルガーの場合、普通の人なら一時間で忘れられることでも、一ヵ月も深刻に悩んでしまいます。これは明らかにおかしい。それにもかかわらず、「私、嫌なことがあるとすぐ落ち込んじゃうのよね」と、さらりと話してしまう。これでは、一ヵ月も悩むという肝心な部分が伝わりません。なので、「そんなの誰だってあるわよ！　あんたの気にしすぎよ」と適当になぐさめられて終わってしまいます。すると、「ああ、これは誰にでもあることなんだ。普通のことなんだ」といったん引き下がりますが、やはり「でもなんか違う」と、今度はさらに深く悩んでしまうのです。

「私、初対面の人とうまく話せなくて」と言えば、「そんなの誰だってそうよ」と、たちまち一般化されてしまいます。これはある意味、当たり前のこと。症状の深刻さが、まったく伝わっていないのですから。こういうことの連続なので、結局、「自分の苦しさは、誰にも理解してもらえない。自分は明らかに人とちょっと違うのに」と悩み続けることになってしまうのです。こうして、強い孤独を感じるようになります。

僕は、太田さんにアスペルガーであることを伝えました。そして、「あなたはアスペルガーで、これこれこういう症状があります、それを人に話しても、みんなそうだと一般化されて終わってしまうでしょう」と言ったところ、「そうなんです！」と身を乗り出してきました。初めて理解者ができたので、それだけで気持ちが楽になったようです。そして、さらに自分の症状をあれこれと話してくれました。そうすることで、さらに気持ちが軽くなっていくのです。

自分の症状に共感してくれる人がいることは、大きな励みとなります。どんどん気持ちが楽になり、勇気づけられ、改善の方向へ進むことができるようになるのです。

表面的な行動に焦点を合わせる

太田さんには、表面的な行動に焦点を合わせるという改善方法を用いました。内面を変えることで行動を変えるのではなく、直接、行動自体を変えていくのです。電話なら、全て真っ先に出ていたところを、五回に一回は他の人に出てもらうようにします。行動に焦点を合わせ、そこだけを変えていくのです。

太田さんは、薬剤師長に何か頼まれたり呼ばれたりすると、即座にパッと立ち上がり「ハイ、やります」と答えていました。それをまず、「ちょっと待ってくださいね」という返事にしたり、ゆっくり立ったりと反応の仕方を変えて、それを癖づけしました。さらに、頼まれたら何でも引き受けるのではなく、ときには断るようにし、また、自分でできることであっても人に頼んでみるということも心がけてもらいました。

劣等感が強い場合、人への頼みごとに対して、過剰な罪悪感を覚えることがあります。必要以上に申し訳ないと思ってしまう。太田さんには、ここを乗り越えてもらいました。人からの頼みごとを聞いていたほうが心情的には楽でしょうが、あえて、自分から人に頼みごとをするようにしたのです。人にものを頼むことで、相手と対等、もしくはそれ以上の立場であることを、暗に示すことになるからです。つまり、ものを頼む場面を周囲に見せることによって、これまで馬鹿にされたり、ナメられたりすることを間接的に回避することになります。さらに太田さんは、「すみません」という言葉が口癖《れっぃ》になっていました。「すみません」の連発は、典型的な劣等感の表出です。これは、自分が劣位にいると周囲に告げているようなもの。人は劣位の人間を見つけると、知らず知らずのうちにナメた目で見てしまうものです。そして、使いっぱしりのように扱おうとする人まで出てきてしまいます。目上の人や上司に、ジュースを買ってきてくれとは頼めませんね。これは相手が上位だからです。でもバイトさんにだったら、頼みやすい。これは、相手の立場が自分よりも低い、つまり、相手が劣位だからです。

そこで太田さんには、可能な限り「すみません」をやめてもらい、そのかわり「ありがとう」と言うようにしてもらいました。これも、行動に焦点を合わせた手法です。とにかく、ナメられるような言動は全てやめます。

無表情でいることもやめてもらいました。アスペルガーには無表情が多く、同時にどこか悲しそうな顔をする。専門書にも、アスペルガーは病的に情緒不安定で、特に悲しみが強いことが書いてあります。たしかに悲しみが強いのですが、それでも顔は無表情。だから、よく誤解を受けるのです。

これは女子高生のアスペルガーの例なのですが、母親が亡くなり、その子は葬式に参列しました。親が亡くなったというのに、その子は無表情でいっさい涙を流しません。居合わせた人たちも、「え？　お母さんが死んだのに、悲しくないの？」と不思議がります。しかしその子は、心の中では大パニックでした。アスペルガーは、心で思っていることが表情として現われないことも多いのです。

また、太田さんにはどこか子どもっぽいところがありました。それもナメられてしまう要因の一つです。歩き方も、小股でチョコチョコとしていて、どことなく子どもっぽい感じでした。これは、アスペルガーによく見られる特徴的な歩き方なのですが、職場にそういう歩き方はふさわしくありません。

また服装についても、美的センスはあるものの、どうも幼い。ナースサンダルは、キャラクターマーク付きのものを履《は》いていましたし、ファンシーな小物も好んで使っていました。服装もサンダルも持ち物も全て変え、歩き方も、優雅さを意識してもらいました。返事は、「はい」とテキパキ返す。姿勢も無理のない範囲で正しくする。このように、一つひとつ細かく詰めていきました。まるで、素人役者への演技指導のような感じでした。

内容証明を送る

この薬剤師長の態度は、典型的なパワハラ（パワーハラスメント）でした。そこで、「太田さんのお話を聞く限りでは、これはパワハラにあたります。一対一で戦うと大変なので、法律を味方につけましょう」とアドバイスしました。そして、薬剤師長の理不尽な言動、暴言をはじめ、プライベートなことへの口出し、帰る時間になって徹夜が必要なほどの仕事を押しつけてきたり、休日に仕事関係の質問メールを大量に送信してきたりといった、あらゆる迷惑行為の記録をとりました。

そして、彼女に労働基準監督署に行ってもらい、さらに弁護士と相談して、薬剤師長に内容証明を送ったのです。あなたのしていることはパワハラであり、職務規定のこれこれに抵《てい》触《しょく》する、このまま続くようなら損害賠償を請求する云々《うんぬん》と書かれた文書を、弁護士に送ってもらいました。

この内容証明は、とても効果的でした。薬剤師長の中には、強く傲慢《ごうまん》な部分とともに、とても弱くてもろい部分が同居しています。こちらが毅然《きぜん》とした対応をとることによって、彼女の弱い部分が現われてきたのです。

プライドの高い人というのは、自分に自信があるからプライドが高いのではなく、逆に自分に自信がないからプライドが高いものなのです。肉体的にも精神的にも、人は常にパワーゲームをしています。自分の自尊心を保つためにはどうすればよいのか。人を劣位に置くか、自分を上位に上げればよい。これが「プライドが高い」の正体です。自分に自信がなくて精神的にもろいことで、逆にプライドが高くなる。もちろん、この場合のプライドとは、「誇り」という意味ではなく、あくまで見せかけのプライドにすぎませんが。こういう人は、自分の内面にいつも弱さを抱えているので、何か突つかれれば、すぐに崩壊してしまいます。

この薬剤師長も内容証明を受け取った途端、おとなしくなりました。それ以来、太田さんに対して強く言えなくなり、彼女を利用することもなくなりました。むしろ今は、薬剤師長のほうが彼女に気をつかっているようです。そして、太田さん自身も以前よりずっと強くなっています。

恐怖認知の軽減

アスペルガーは、あらゆる事柄に対して、無駄な恐怖を抱いてしまう傾向があります。恐怖心というのは、防衛本能の働きの一つです。自分の肉体や自尊心が傷つくかもしれないとき、恐怖という信号を与えて、その危機を回避させようとする。しかし、この防衛本能は、肉体や自尊心の損傷とは関係のないときにも恐怖の信号を送ってしまうということがままあります。

たとえば、友人の結婚式でスピーチを頼まれたとしましょう。慣れていなければ、誰だって緊張します。緊張というのは、一種の恐怖です。普通の人であれば、スピーチに対する恐怖がそれほど大きくはないので、「ちょっと緊張する」ぐらいのほどよい状態にとどまります。しかし、アスペルガーの場合、スピーチに対しても大きな恐怖を感じてしまい、緊張をはるかに超えた、恐怖そのものとして認知してしまうのです。普通はスピーチぐらいで、自尊心が崩壊したり、致命的な肉体の損傷を受けたり、殺されることはありません。しかしアスペルガーは、過剰な恐怖認知に脅《おびや》かされます。

太田さんの場合もそうでした。たしかに注意されるのは嫌でしょう。けれど、ちょっと何か失敗しただけで自尊心が崩壊するんですか、という話です。そこで、彼女のこうした過剰な恐怖認知を一つひとつ取り上げて軽減させていくことにしました。

まずは、論理療法を用います。論理療法とは、その人の中にある非論理的、非合理的な思考を取り出し、それに対して有効な反論を加えて、その人の非生産的な認知や論理を破壊していくという方法です。

ある人が大学受験に落ち、これで人生終わりだと嘆いているとしましょう。その人に、一応の論理があるとします。しかし、大学に落ちるどころか、入学試験すら受けていない人は山ほどいるわけです。にもかかわらず、普通に幸せな人生を送っていたりする。この時点で、その人の論理は破たんしていることが分かります。

論理療法では、このことを指摘するのではなく、自分で気づいてもらうように導きます。「どうして大学受験に失敗すると、人生が終わっちゃうの？」と聞きます。すると、「○○だから」と答えます。それに対して「どうして○○だと人生終わりなの？」と聞き返す。「△△だから」、今度は「どうして△△だと人生終わりなの？」と、つぎつぎと掘り下げて質問していくのです。すると必ず、最後は答えに詰まってしまいます。このように、「ああ、自分は間違った考え方をしていたのかもしれないな」と気づくきっかけを与えるのです。こうして、認知を改善していきます。

もう一つ、心の中で自問自答するということもやってもらいました。太田さんは薬剤師長が自分に近づいてくるだけで、ドキドキしていました。そこで、彼女が近づいてきたら、「薬剤師長が何か言ってきたとしても、別に私はそれで傷つくことはない。死ぬことはない。この恐怖心は、あくまで自分の防衛本能の過剰反応にすぎない」と心の中で繰り返します。

何かに対して恐怖心が湧いたときは、「これはアスペルガー特有の恐怖認知が無駄に騒いでいるだけだ」と心の中で唱えるのです。できれば、実際に声に出したほうが効果的です。これを繰り返すと、脳の中で「これは私の恐怖認知が騒いでいるだけ」という刷り込み学習ができ、否定的な認知が大幅に軽減していきます。

アスペルガーは、電話が鳴るだけでも怖がることがあります。僕がそうでした。これも過剰な恐怖認知です。クレームでもないのに、ただ電話が鳴るだけで怖い。この場合も、「電話がきても自分には何の実害もない、何の恐怖も感じる必要がない、またどうでもいい恐怖認知が騒いでいるんだな、そうかそうか」と、心の中で繰り返すようにします。このように、過剰な恐怖認知を抱くものをリストアップしていき、一つひとつを肯定的な認知に変えていきました。

現在の太田さんは東京に引っ越し、変わらず薬剤師として総合病院に勤めています。以前の職場がつらくなったからではありません。もともと他人の相談に乗ることが好きだった彼女は、東京にある心理カウンセラー養成の学校に通いたかったのです。

太田さんの地元から頻繁《ひんぱん》に通学するには大変で、また臨床の相手となってくれる人があまり見当たりませんでした。それで決心して、引っ越すことにしたのです。絶望思考が強かった当時とは大違いです。その病院でも、円滑に職務をこなしています。出勤の朝もすっきりと目覚め、帰宅時は仕事の充実感を覚えることも多いそうです。

苦痛だった事務作業が、難なくこなせるようになった

（今村さん・四十一歳・男性。外資系金融会社々員）
〈セッション前の状態〉
- 事務仕事が苦痛でたまらない。
- 嫌な仕事を後まわしにしてしまう。
- 常に仕事のことが頭から離れず、夢にまで出てくる。
- 鬱っぽい。

睡眠障害の改善

今村さんは内向的で、すぐに萎縮してしまう傾向がありました。そういう意味では事務仕

事に向いているのですが、内向型のアスペルガーというのは、ストレスへの耐性がほとんどありません。ちょっと嫌なことがあるとたちまち心が萎《な》えてしまう。仕事相手にメールを出すというだけのことが、この世の終わりのごとくに深刻な悩みとなってしまうのです。

今村さんはメールを送ることが特に苦手でした。しかし事務仕事なので、当然メール業務はあります。後回しにしているうちに、どんどん未処理のメールがたまっていきます。それが嫌で嫌で、ついに身動きが取れなくなってしまいました。小学生が夏休みの終わりに、宿題が手につかなくてだんだん落ち込んでいくような状態の、もっと激しいパターンです。

ストレスへの耐性が弱いアスペルガーは、仕事がたまると、病的な心理状態になっていきます。鬱っぽくなり、事務仕事ができないばかりか他人とのコミュニケーションにも支障をきたしてしまうのです。鬱状態になると全体的な統合力が落ちていくので、仕事の優先順位もつけられなくなっていきます。掃除などの日常的なこともできなくなり、朝は起きられず、夜は眠れなくなる。そのうち会社にも行けなくなってしまいます。

今村さんには、もともと睡眠障害がありました。睡眠不足の状態というのは、鬱の症状にとてもよく似ています。本人は鬱だと思い込んでいたのですが、話を聞いているうちに、それは鬱ではなくて睡眠障害による症状であることが分かってきました。そこで、事務仕事の効率化をはかるというような小手先のことではなく、まず睡眠障害の改善に取り組むことにしました。

今村さんの睡眠障害は、学生のころからのものです。ということは、仕事のストレスによるものではなく、体質や生活習慣によるものなのでしょう。

睡眠障害の人は、日中は体温が低く、夜になると上がります。夜、体温が高くなると、眠りが浅くなります。このような症状の人は、自律神経がやられていて、正しい体温リズムを保てないのです。アスペルガーはちょっとしたことがストレスになり、それをいつまでも引きずります。気持ちをリセットできません。そして、常にストレスを抱えてしまうことで、自律神経に変調をきたしてしまうのです。

通常は、暖かい布団にくるまれば自分で体を暖める必要がないので、体温は下がります。逆に、寒ければ自分で発熱しないといけないので体温が上がり、結果として眠れなくなります。女性が、月経の二週間前あたりからやたらと眠くなるのは、黄体ホルモンの関係で体温が上がりっぱなしになって、夜の眠りが浅くなるからです。

体温を下げるためには、血液の温度を下げる必要があります。そのために、体内の血液を手足に流します。手足は外気にいちばん触れやすく、血液が冷えやすいからです。つまり、手足はラジエーターの役割をしているわけです。冷え性の人が眠れないのは、血流が悪く、血液が冷えずに暖かいままだからです。また、お風呂に入るとよく眠れるのは、お風呂で温まると、恒常性維持のために、体が体温を下げようとするからです。

今村さんには、よく眠れるようにグリシンの摂取を薦めました。グリシンはアミノ酸の一種で、体温を下げる働きがあります。グリシンで下げたほうが手っ取り早く、また副作用もありません。

快楽学習

今村さんは、時間の使い方も間違っていました。昼は集中力がなくなっているからといって、嫌いな事務仕事を夜中にやっていたのです。そこで僕は、「嫌いな事務仕事は、午前中にやっつけてしまいましょう」とアドバイスしました。午前中にすませてしまえば、あとは時間を自由に使えるし、そのときの達成感と解放感といったら格別です。夏休みの宿題と同じで、七月中に宿題を終わらせてしまえば、八月がどれだけ楽しいことか。

分かっているけどできないのは、やはり人間の防衛本能に原因があります。人間は基本的に、快楽を求めるか、不快を回避するか、という判断をするものです。人間の最大の原動力は防衛本能なので、不快を避けるほうに重点が置かれます。ですから、環境圧力を利用して徹底的にその防衛本能に逆らうことにしました。

人間の成長とは、つまるところ防衛本能に逆らうことを意味します。エゴというのも、その人がわがままだからエゴを持っているのではなくて、防衛本能として当たり前のことで自分を守ろうとしているだけなのです。

今村さんには、「今はつらいけれども、終わったあとの解放感は大きい」ということを強調して伝えました。鬱のスイッチが入っている人は、基本的に絶望思考です。仕事量は分かっていて、これだけやれば終わるということも明らかなのに、延々続くと勝手に思い込んでしまいます。だから、これだけやればちゃんと終わり、その後には楽しい時間が待っているということを認識してもらいました。

嫌いなメール作業を一つでも終わらせたら、自分をベタ褒めするということも実践してもらいました。これは、快楽学習の方法の一つです。状況にもよりますが、できれば自分を抱きしめ、両手でパチパチと体を叩いて、「えらい！　よくやったね！」と声に出して褒める。すると脳では、褒められて得た快楽であるにもかかわらず、「メールを打つと快楽を得られるんだ」とすり替え学習が起こります。これによって、メールが楽しくなるとまではいきませんが、今までのメール作業の不快が十とすれば、褒められる快楽が五として、引き算で、不快が五まで軽減されます。

集中力強化

いざ事務作業にかかろうとすると、ついほかのことに手を出してしまうといった回避行動も見られたので、集中力の強化にも取り組みました。

集中の方法には二種類あります。一つは短距離走的なもので、興奮しながらカーッと一点に集中する方法。もう一つは長距離走的、禅的な集中です。集中力のない人ほど短距離走的な集中をしがちです。それでは、どんなに続いても三十分で限界です。

今村さんには、長距離走的、禅的に淡々と仕事をする集中の方法を薦めました。まず心を落ち着かせます。そして、水面に波紋を広げるような静かなイメージで、作業への意識性を高めていきます。カーッとなっているときは、意識全体が一点に向かってしまいますが、そうではなく、視野がフワッと外に広がるような感覚で作業を進めるのです。そうすると、自分が波紋を広げる中心になったように、穏やかな心境で集中できるようになり、作業も長続きします。

座り方と休憩法

事務仕事なので、疲れない座り方も教えました。まず、やめたほうがいい座り方というのがあります。最もよくないのは、浅く座って腹を上に見せる座り方。これでは、たちまちやる気がなくなってしまいます。そして次によくないのは、意外なようですが、実は、背筋を伸ばして姿勢をしっかり正す座り方です。

　今村さんもそうでしたが、これだと脊柱起立筋《せきちゅうきりつきん》が張ってしまい、とても疲れます。呼吸が浅くなり、頭もボーッとしてくる。そこで、クッションやストレッチポールを、腰の後ろの骨盤あたりに当てる方法を薦めました。こうすれば脊柱起立筋がこることなく、まっすぐ長時間座ることができます。

　休憩法としては、五十分間仕事をしたら十分間休みます。一時間単位で区切っていくのです。九時から始めたら、九時五十分までやって、十分休む。休憩中に誰かに呼ばれて、戻ってきたのが十時半だとしても、十時五十分にはいったん仕事をやめて休憩を入れるようにします。今村さんは、休憩中にもパソコンや携帯を見ていたのですが、それはやめて、胸式呼吸やストレッチ、階段の昇り降りをするように心がけてもらいました。

　事務仕事の疲れは、肉体の疲れではありません。脳の血流が下がるために体が疲れたように感じているだけ。肩こりは、血流が悪くなっていることにより肩が重くなっている状態です。それと同じことが脳で起きています。だから胸式呼吸やストレッチ、階段の昇り降りで血流を上げてやればいい。肩がこったときは、マッサージをしてもらうと血行がよくなって楽になりますよね。脳だって同じです。

早起き

早起きは全ての基本です。早く起きるからこそ、睡眠障害も解消されていきます。早起きのコツは、決まった時間に必ず起きること。早起きのために早く寝るのは、ほとんど意味がありません。人間の体内時計というのは実は少し狂っていて、基本的に二十五時間を一日と数えるようにできています。でも、実際には二十四時間で一日が終わってしまう。残った一時間分が後ろにずれてしまいます。なので、一回ぐらい早く寝たところで、継続的な努力を怠れば、一日に一時間ずつ起きる時間が遅くなっていくものなのです。早起きは、少しずつ習慣づけていくしかありません。

人間にとって、寝不足は最大の苦痛です。これを利用します。強制的に早く起き、昼寝もせずに一日過ごすのです。そうすると夜はさすがに眠くなるので、自然と早く眠れます。でもこれだけでは、体内時計がまだ早起きのほうに戻されていないので、起きたらすぐにブライトライトのような人工照明器具を使用して一万ルクス以上の強い光を見るようにします。これによって、体内時計がその時間に起きるという学習をします。強い光を見ると、二十五時間リズムが、二十四時間ないし二十三時間リズムに変わって早起きがずっと楽になります。

鬱の人たちがどんどん夜型になっていくのは、光を見ないからです。

さらに、目覚まし時計を遠くに離してもらいました。枕もとに置く人も多いようですが、これはよくありません。枕もとに置いたら、自分で簡単に止めることができます。これでは意味がありません。今村さんには、台所に目覚まし時計を三個置いてもらいました。アスペルガーは感覚が過敏なので、これではうるさくて仕方がない。ましてやアスペルガーは他人の目をとても気にしますから、近所迷惑になってはいけないと這いつくばってでも止めに行きます。

冬にはタイマーで起きる前から暖房を入れ、部屋を暖めておきます。部屋が暖かければ、冬でも簡単にすっと起きられます。寒いから起きられないだけなのです。

恐怖認知・劣等感の軽減

事務作業への過剰な恐怖は、薬剤師の太田さんの事例で話したことと同じです。淡々と返せばいいだけのメールでも、「送るとどう思われるだろう」とか、「変に誤解されたら自分はこの会社にいられなくなる」などと思ってしまうのです。どうでもいい不安を、一つひとつのメールに抱いてしまいます。この間違った認知から、メール送信がどんどん苦痛になるという事態を今村さんは招いていました。

アスペルガーは、自分の苦手なものに対して異常な恐怖心を抱きます。その恐怖認知の度合いを下げる必要があります。そのためには、恐怖が湧いてきたら、「またわけの分からない恐怖が出てきた、しょうがないな、何の実体もないのに」と口にします。そうすると脳のほうで、アスペルガーの特性として過剰な恐怖が湧いているのだと学習ができてくるので、だんだん恐怖が軽減していきます。

嫌われたらどうしようというのも、「たかだかメール一つで嫌われることがあるのか、クビになることがあるのか、そんな実例が過去にあったのか？　そんなものはない。じゃあ、誰が勝手に思い込んでいるんだ？　思い込んでいるのは自分だ」というように自問自答します。これによって、肯定的な認知ができていきます。

劣等感の解消に関しては、「私は無条件に私が好きだ」とひたすら声に出して、機械的に口で唱えます。何か雑務をしながらでもいいし、心を込めなくても構いません。これを、一日に二十分くらい機械的に繰り返すだけで、脳に刷り込まれていきます。頭で思い込もうとしてもうまくいきません。唯物論的にいえば、思い込みも記憶です。記憶を強化するには単純に繰り返すのがいちばん手っ取り早い。子どもだましのように感じるかもしれませんが、これでなかなか効果が高いのです。

今村さんは、今では鬱の症状もすっかりなくなり、休日には、趣味のプラモデル作りに励んでいます。スカッシュを始め、外でも楽しむことができるようになりました。事務仕事の苦痛も大幅に減って、人生が楽しくなったと言っています。

育児ノイローゼからの脱却

（松下さん・三十歳・女性。専業主婦・六歳男児の母）

〈セッション前の状態〉

- いつも子どもを怒鳴ってしまう。
- 子どもへの愛情が薄れていく。
- 子どもの前で笑うことができない。
- 子どもと遊べない。
- 鬱状態。

ＡＤＨＤを見抜けない医師たち

松下さんは、知的でおとなしい方です。子どもにもじっくり諭して聞かせるようなタイプでした。それが毎日、子どもと怒鳴り合うようになり、育児ノイローゼになってしまったのです。

松下さんのお子さんは、多動型ＡＤＨＤでした。常に反抗的で、ガーガーわめき立てます。松下さんはそのたびに論理的に諭すのですが、子どもはまったく言うことを聞いてくれません。それどころか、ますます激しくわめき出します。手を出してくる。物を投げてくる。そして松下さんも、ついには怒鳴り出してしまいます。こんなことを繰り返していました。

ご主人にはやりとりの一部分しか伝わらないので、「そんなに子どもに怒鳴ってもしょうがないじゃないか」と言われてしまいます。松下さんは、「あなたは見てないから分からないのよ」と言い返します。そのうちに、夫婦でも怒鳴り合うようになってしまいました。

多動型のＡＤＨＤは、普通の子どもと見分けがつきにくいところがあります。普通の子どもでも、落ち着きがなかったり、衝動的にぶったり蹴ったり、注意力散漫で物を落として割ったり、そんなことはよくあるからです。

しかし、「ほかの子どもたちと比べて、あまりにも激しすぎる。ちょっとおかしい」と気づき、病院に連れていきました。ところが医師は、「子どもにはよくあることですから」「そのうちおとなしくなりますよ」と言うだけです。一度だけ、「ひょっとしたらＡＤＨＤかもしれないですね」と言われたそうですが、それっきりでした。それで僕のところを訪ねて来たというわけです。

お子さんは、典型的な多動型ＡＤＨＤでした。室内をひたすら走り回り、大声でわめきます。パニックに近いような騒ぎ方なのです。初めて来た場所ということもあるのでしょうが、普通そこまでなることはありません。父親や母親に対しても、子どもの力ですが、本気で殴っているのです。

前にも述べましたが、精神科医や心療内科医でも、発達障害を見落とすことがあります。中には「なんでもかんでも発達障害のせいにすべきではない」と、否定的な意見を持つ医師もいます。

大学の医学部では、精神医学についても、もちろん学びます。パニック障害や鬱病、統合失調症などについては教科書に大きく扱われていますが、発達障害に関してはほんの数行書かれているにすぎません。発達障害への医療ケアは、まだまだこれからというところです。さらに今の病院のシステムでは、「五分診療」をやらなければ経営が成り立ちません。一人の患者に長い時間をかけられないという問題があるのです。発達障害を医学的に正式に見極めるには、最低でも一時間、通常二時間はかかります。

最近は発達障害に関する本が多数出版され、ＮＨＫの番組などでも取り上げられるようになりました。発達障害への関心は日増しに高まってきており、発達障害を専門に扱う医師も増えてきています。発達障害への医学的ケアが、今後充実してくることを大いに期待しています。

やってはいけない対処法

松下さんは、ＡＤＨＤの子どもに対して、やってはいけないことばかりをしていました。まず、言葉で一生懸命説得しようとしていたこと。多動型のＡＤＨＤは、言葉で説教すればするほど、逆に抵抗が強くなります。ますます攻撃的、反抗的になって、怒鳴り返してくるのです。

彼らがふざけ、暴れ、物を壊すのは、パワーゲームを仕掛けているのです。相手にしてはいけません。しかし、松本さんは、お子さんの暴力行為の一つひとつに対応していました。そして困り果ててしまった。その姿を見て、子どもは、「これをやれば勝てるんだ」と学習し、より激しい言動に出てきます。

また、松下さんは、子どもの衝動に火を点けるような環境をわざわざ作っていました。ＡＤＨＤは外からの刺激にとても敏感なので、殺風景なくらいの部屋でちょうどいい。しかし松下さんは子どもの気を紛らわそうとして、テレビをつけたり、音楽をかけたり、オモチャや絵本など、子どもが興味を持ちそうなものをたくさん置いていました。そうなると、ＡＤＨＤの子どもは、一つのものに飛びついて夢中になる一方で、次のものが気になってそちらへ移る、また次へ移る、というふうに制御《せいぎょ》できなくなってしまいます。

食べ物でも、多動型のＡＤＨＤは、炭水化物や甘いものをとても好みます。松下さんは、お子さんを落ち着かせるため、甘いものを求められるままに与えていました。これではますます脳の器質問題を大きくしてしまいます。

改善方法のいちばんの核としたのは、お子さんに対しては、ローカーボ食事法です。多動型のＡＤＨＤの場合、ローカーボにするだけで、目に見えて暴力性が軽減します。

松下さんのほうは、それまでの注意の仕方や接し方を、ペアレントトレーニングという方法に変えてもらいました。語弊《ごへい》があるかもしれませんが、犬の躾《しつけ》のようなもので、信賞必罰《しんしょうひつばつ》で行なっていくやり方です。

何か子どもに注意するとき、たとえばお片づけの場合、「踏んじゃうと危ないから、ちゃんと片づけようね」と優しく注意したところで、ＡＤＨＤの子どもは、たちまち「ギャーッ」と騒ぎます。

だから、「片づけなさい、片づけなさい、片づけなさい、片づけなさい……」と延々言い続けるのです。ブロークンレコード・テクニックです。同じことを無表情、無感情で言われると、人は恐怖を感じます。そうすると、子どもはふてくされ、オモチャ箱に投げつけながらでも片づけるようになります。片づけたら、そのタイミングで、今度は優しく、「よくやったね、えらいね」とベタ褒めしてあげるのです。そうすると、次回からは自分から片づけるようになります。

子どもが暴れたり、騒いだり、物を壊したりしているときも、これはパワーゲームなのだと無視します。たとえ殴ったり蹴ったりしてきても、ひたすら無視して普段どおりの生活をする。そうすると子どもは、「暴れても意味ないんだ」と学習し、だんだん暴れなくなっていきます。

こうして子どものマイナスの言動が減ってきたら、今度はプラスの習慣をつけていかなければなりません。それには、トークンエコノミーが効果的です。

たとえば、玄関の靴をそろえる習慣を、子どもにつけさせたいとします。その場合は、「今月は、家に帰ってきたら、玄関の靴をそろえようね」と言っておき、子どもがちゃんとやったら、あらかじめ用意しておいたマス目やグラフに、キラキラしたシールをペタッと一枚貼るのです。次もできたら、また一枚ペタッと貼ります。シールが十枚たまったら、きれいなコインを子どもにあげる。子どもはコインをもらうのがうれしくなって続けようとします。するとだんだんと癖づけされていき、しばらくすると、コインをもらわなくても自分で靴をそろえられるようになるのです。

このような方法を試しながらやっていくと、子どもの問題行動は徐々に落ち着いてきます。松下さんの子育てがまちがっていたわけではありません。むしろ、我慢強く子どもにつき合ってくれる優しいお母さんです。ただ子どもが特殊だったため、松下さんのやり方では、かえって問題をこじらせてしまいました。

そこで僕は、「お子さんは多動型のＡＤＨＤですよ」というフレームをまず作り、「だから、お子さんに対する接し方を、多動型のＡＤＨＤに有効なものに全て変えていきましょう」と提案したのです。

そして、松下さんから普段お子さんにどのように接しているのかを丁寧に聞きとり、「これに対してはこう言いましょう」「この場合はこう対応しましょう」とリスト化しました。一気に全部はできないので、月に二つとか三つにして、お子さんに対する接し方を少しずつ変えてもらったのです。

ローカーボを始めて三、四日で、お子さんは落ち着きはじめ、家の中でドタバタ走り回ったり、わめきちらしたりすることはなくなりました。言動が本格的に改善したのは、それから四、五ヵ月経ってからです。その後二年が経過しましたが、今では月に一回様子を聞いて、必要があれば微調整をするという状況です。

学校でも、やんちゃな面はあるものの、暴力事件を起こすとか、物を壊したり失くしたりすることは、ほとんどありません。多動型のＡＤＨＤには社交的でリーダータイプの人が多いのですが、松下さんのお子さんの場合も、もともと勉強ができることもあって、今ではクラスの中心的な存在としてがんばっているようです。

目標は「自立すること」

以上、これらの事例は、多くの来談者に共通する代表的な悩みです。いずれの方も、僕のところに来るまでにさまざまな医療機関や専門家に相談されていました。しかし、事態は一向によくならず、僕のところに来たのです。

僕は何も、病院では発達障害が改善しないと言いたいわけではありません。中にはとても熱心な先生もいらっしゃいますし、大幅な改善が見られた事例だってあります。しかし、発達障害を持つ人への支援の現場において、医療機関、カウンセリングサービス、民間支援団体のいずれも、ほんの少しでも改善が見られたらそれでよしとしてしまう風潮があり、僕はそこに大きな疑問を感じています。「ちょっとでもよくなれば」――その程度で済ませてしまうのです。こんな目標では、大きな成果など望むべくもありません。

発達障害は大幅な改善が可能であり、当事者は自立した人生を歩むことができるようになります。これは僕自身の実体験からも、数々のセッションの経験からも自信を持って断言できることです。なのでぜひ、発達障害に悩む皆さんも、発達障害を持つ人を支援している皆さんも、社会への適応と自立という大きな目標を持って、がんばっていただきたいと心から願っています。

僕は唯物論者ではありません

僕のブログやコラムの読者には、「吉濱はスピリチュアルヒーラーを自称しているけれど、実際はかなりの唯物論者なのではないか」という感想を持つ人も多いようですが、これは大きな誤解です。たしかに僕は、発達障害の改善のためには、意識よりも肉体に着目したほうが効率的だと考えています。

しかし僕は、肉体的アプローチだけで解決できるとは思っていません。根本的な解決には、意識や魂、気といったものへの理解は欠かせない。これは、自分の経験や数々のセッションを通して実感していることです。いずれは肉体的な手法と精神的アプローチを融合させ、ホリスティック（包括的）な取り組みをしていきたいと思っています。しかし、今の状況を考えると、まだその時期ではないようです。というのも、僕のもとに相談に来る人たちは、「今すぐこの苦しみをどうにかしてほしい」と差し迫った窮状《きゅうじょう》を訴えてくる人ばかりだからです。目の前に血を流している人がいたら、「あなたが傷を負ったのはカルマが原因で……」と説明するより先に、まず止血《しけつ》をするべきです。なので、今は現実的で実践的なやり方を主軸にしています。

栄養補助とローカーボ食事法を実践すれば、多くの人が情緒的に落ち着きます。お子さんの望ましい行動を、演技でもいいから褒めてあげれば、子どもはその行動を繰り返すようになります。こうして日常生活が安定するからこそ、いよいよ意識や哲学といった方面に興味を持てるようになるのです。

実は、僕は今でも精神世界やスピリチュアルな話が大好きで、相談者に求められれば喜んで説明します。こういった話が好きすぎて、話し出したら止まらなくなるという癖があるようです。

スピリチュアルな考え方を好む人は、自分の苦境をもありがたい試練として受け入れ、それとともに歩もうとします。しかし、改善の手法を知る人と縁ができたということは、「もうそこから卒業してもいい」という偉大な何かからのメッセージなのかもしれません。

（おわりに）

アスペルガーは有意の人財です

アスペルガーに対する世間の認識は、「社会に適応できない問題児」といったところでしょうか。独特な問題行動が目立ってしまうため、どうしても否定的な見方になってしまうようです。当事者もすっかり落ち込みモードで、「どうせ私なんか……」と思っていますし、家族や関係者にいたっては、諦めの境地で対応しているような状況です。

これは、アスペルガーを正しく捉えていません。アスペルガーの負の要素は、表面的な症状にすぎません。

僕はよく、アスペルガーの症状をタマネギに例えるのですが、タマネギには茶色い薄皮がありますよね。この薄皮は食べられませんが、数枚剥《む》けば、栄養たっぷりの身がぎっしり詰まっています。そのまま食べれば鮮烈な香りと辛みを楽しむことができるし、火を通せばとても甘くなります。生でも煮ても焼いても揚げてもいいし、和食、洋食、中華料理、イタリアン、どんな料理でも活躍する。こんなに使える食材は、そうそうありません。

アスペルガーは、まさにこのタマネギなのです。負の症状という薄皮を剥けば、才能あふれる長所がたくさん詰まっています。純粋で優しく、論理思考に長け、真面目なうえに発想豊か。こんなに使える人材は、そうそうおりません。

といっても、この薄皮を剥くのが、結構大変なのです。そしてその手法も、まだあまり知られてはいません。表皮のマイナス面だけが注目され、アスペルガーへの誤解につながっていました。しかし嬉しいことに、近年、効果的な改善方法が、高い次元で確立されてきています。

日本においても、二〇〇四年に発達障害支援法が定められました。その影響からか、発達障害に関する医療や教育に携わる人が、どんどん増えています。これは、大きな前進ではありますが、残念なことに、これらの取り組みは、「弱者を保護する」ことが目的となっているのです。ここには「人材として活かす」という、より大きな観点が抜け落ちています。「五ミリでも改善すれば御の字だよね」といった消極的な態度で、現場の対応にあたってしまうのです。

これには僕は、強い憤りを感じています。専門家のこうした認識が、結果としてアスペルガーの将来を潰《つぶ》していることになるのですから。アスペルガーの持つ才能は、社会に広く貢献します。そして何よりも、僕はアスペルガー自身に、アスペルガーである人生を楽しんでほしいのです。

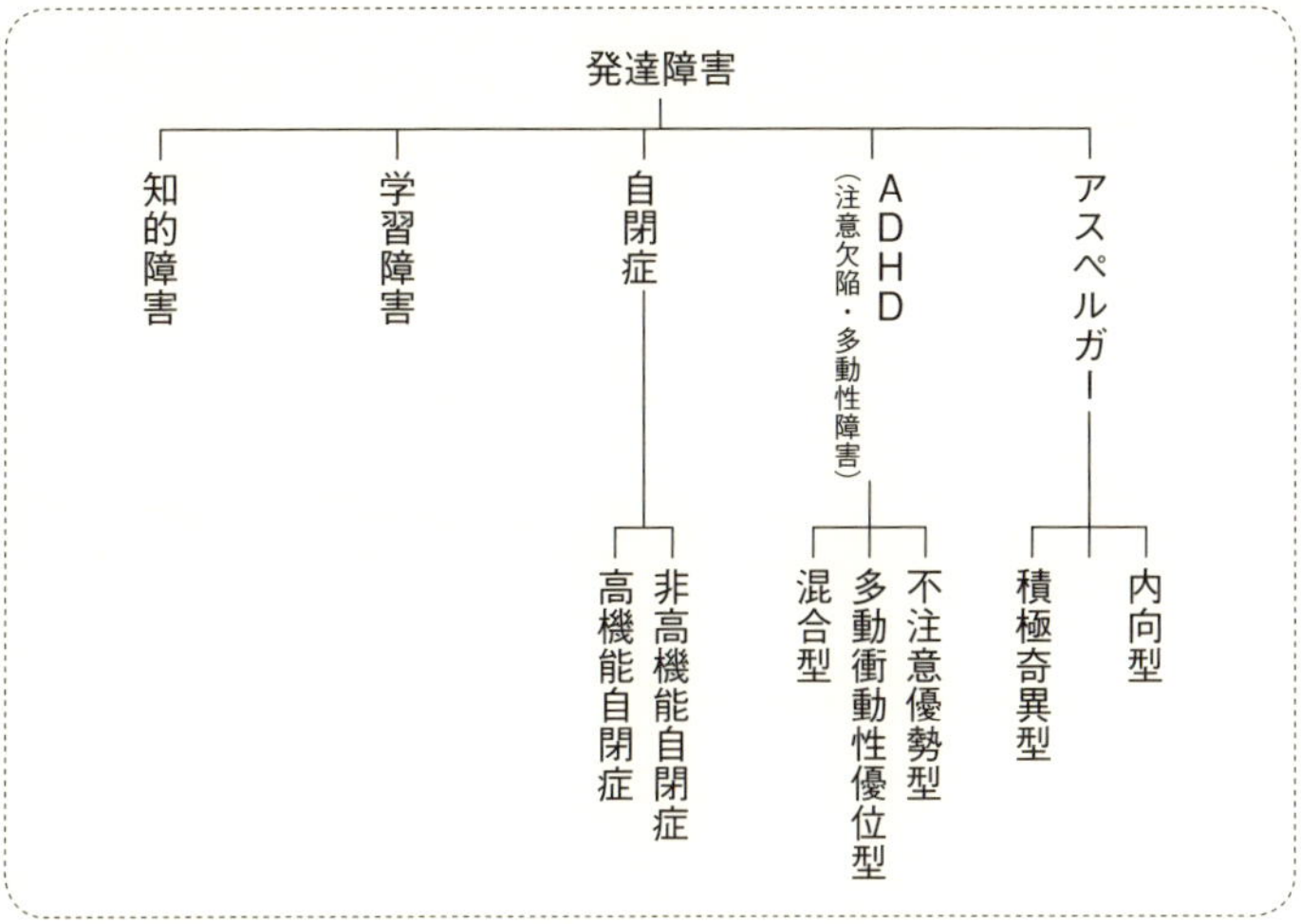

アスペルガーと発達障害

本書ではアスペルガーを中心軸として語ってきましたが、アスペルガーというのは、発達障害の一種です。ここで、発達障害の全体像について、少し解説いたします。

一般的に、発達障害といった場合、アスペルガー、ＡＤＨＤ、自閉症、学習障害の四つを指します。図で表すと、上のようになります。

アスペルガーは、乱暴に言ってしまえば、知的障害のない自閉症のことです。自閉症もアスペルガーも大きくは発達障害に入ります。自閉症には、非高機能自閉症、高機能型自閉症の二つがあります。非高機能自閉症の人は、知的障害も入っています。ちなみに僕は小学四年生まで非高機能自閉症でした。

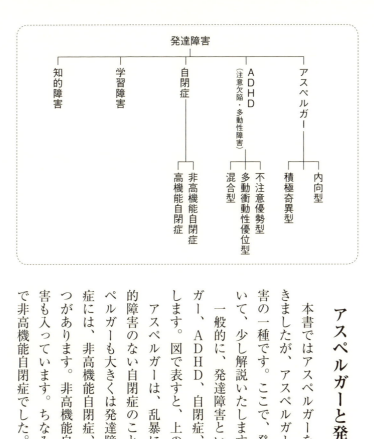

高機能自閉症は、知能指数が70以上あり、ほとんどアスペルガーと区別がつきません。以前は、学会の中でも高機能自閉症とアスペルガーの違いについて論争があったようです。たしかに僕のような現場の人間から見ても、明確に言葉で違いを表現するのはとても難しい。とはいえ、感覚的な部分では、高機能自閉症とアスペルガーの違いを感じとっています。

ただ、そこまで厳然と分類する必要はないでしょう。「ほとんど一緒」という理解で僕はいいと思っています。僕は基本的に通常の精神医学に倣っていますが、同じ精神医学の分野でも、日本に比べるとイギリスやアメリカのほうがはるかにアスペルガーへの注目度が高く、研究も進んでいます。そうした欧米のアスペルガーの研究と見解を前提にしたうえで、さらに僕のアスペルガー当事者としての経験を加え、セッションに活かしています。

学習障害とは、知的障害ではないものの、読み書きや計算、推論などの論理的思考のどこかに著しい機能低下がある場合をいいます。英語はいつも九十点以上なのに、数学はどんなにがんばっても二十点しかとれない。英語で九十点をとる知能があれば、いくら数学が苦手でも、一生懸命に勉強すれば五十点くらいはとれるはずです。でもとれない。これが学習障害です。知能全般が低く、IQが七十以下の場合は、知的障害に分類されます。

ADHDには不注意優勢型、多動衝動性優位型（以下、多動型と表記）、混合型があります。不注意優勢型のADHDは、アスペルガーと非常に似た傾向を持っており、専門家でも見分けがつかないことがあります。

アスペルガーと多動型ＡＤＨＤの違いを極端にいえば、アスペルガーは突発的な変更を極度に嫌います。きわめて真面目で、何でも型通りにやろうとします。それに対して多動型ＡＤＨＤは、変更は常態、きわめて不真面目、いいかげんです。日本人とアメリカ人の気質の違いに似ています。日本人は気質的にアスペルガーが多いのです。電車の到発着時刻が分単位で正確なことや、過剰なサービスやクレーム対応の丁寧さは、日本だけに見られる特異性です。これは、アスペルガー的気質が長所として活かされた典型だといえるでしょう。

多動型ＡＤＨＤは、発達障害の中ではもっとも多いタイプで、主に男性に発症します。もう一つ、混合型ＡＤＨＤは、不注意優勢型と多動型の症状が混在しているタイプで、女性にも多く発症します。

といっても、これらが明確に線引きできるのではなく、実際にはスペクトラム（連続体）で存在しています。それぞれが単体で発症することはまずありません。ある程度、症状がかぶってきます。アスペルガーがＡＤＨＤの特徴を持つことも、ＡＤＨＤがアスペルガーの特徴を持つことも、よくあることなのです。

僕自身も、今はアスペルガーを中心とした多動型ＡＤＨＤの症状を持っています。

いずれにしてもアスペルガーは、その症状の重さや深刻さにおいて、ＡＤＨＤと比較にならないほど大変です。僕が特にアスペルガーに注力している理由は、ここにあります。

アスペルガーが世界的に注目されるようになったのは、一九四〇年代です。オーストリアのハンス・アスペルガーという医師が、ある人たちに関して、「普通の変わり者とも、知的障害や精神疾患とも違う。何か別の症状が入っているに違いない」と気づいてからです。九〇年代には欧米で広く知られるようになりました。

しかし、これが日本で認知されるようになるまでには、それから実に十年の歳月を要しました。二〇〇〇年代に入り、ようやく取り上げられるようになったのです。それでも当時、詳細を学ぼうとする医師はわずかでした。ですから、アスペルガーが理解されるようになったのは、ほんのここ数年くらいともいえるのです。さらに、心療内科医や精神科医であったとしても、発達障害の専門医でもないかぎりは、アスペルガーをなかなか見抜けないというのが現状です。よほど強い症状が出ていれば、話は別なのですが。

発達障害に悩む多くの人たちを見てきて、気づいたことがあります。

発達障害を抱える人は、心身にある傾向の疾患を持ちやすいということです。それは、鬱全般、パニック障害、依存症（アルコール、過食、買い物など）、対人恐怖症、強迫神経症、パーソナル障害、潔癖性、PTSD（心的外傷後ストレス障害）、統合失調症などの精神疾患全般、そのほか慢性疲労症候群、自律神経失調症、睡眠障害全般、肩こり、下半身を中心とした変形性関節症、アレルギー、婦人科系の乱調などです。

僕は、これらの症状や疾患は、発達障害に由来する二次的疾患である可能性が高いと思っています。しかし一般的には、発達障害由来であるとは考えられていません。アスペルガーや発達障害とはまったく関係がなく、個別に発症しているものだと思われています。発達障害であることには気づかないので、表面に出ている疾患のみに治療を施そうとするのです。

これら全てが発達障害由来だとはいいませんが、きわめて深く関わっているだろうと、僕は推測しています。特に精神疾患に関していえば、症状が長期的で、重度で、繰り返し再発が見られるものについては、そのほとんど（おそらく九割以上が）発達障害由来であると見ています。それら強度の精神疾患は、発達障害の改善なしに、根本的な解決など望むべくもありません。

アスペルガーの症状やタイプというのは、不注意優勢型ＡＤＨＤ（以下、不注意型）と共通する特徴を多く持っています。次ページに、アスペルガー特有の症状と、アスペルガーと不注意優勢型ＡＤＨＤに共通して見られる症状をまとめておきます。

アスペルガー・不注意型ADHD共通の症状

体が弱いのに肌艶がいい
ルーティンワークが得意
好きなもの、納得したことは、延々と取り組むことができる
真面目で完璧主義
芸術に長けていることが多い
何か一つのことにしか興味を示さない
規則性にこだわる
内向的で、自己完結できる仕事が得意
医療や心理学に興味を持ちやすい
社会適応力、常識がない
コミュニケーション能力の欠如
(雑談ができない、余計なひと言が多い、話し方に抑揚がない、一方的に話す、抽象的な指示を理解できない、冗談が通じない、言葉の裏を読み取れない、思ったことは何でも口にする、断れない、感情表現が下手)
突発的な出来事や急な予定変更に対応できない
同時並行処理が苦手で、優先順位がつけられない
否定されることを嫌う
根に持つ、短気、情緒不安定、心配性
不安感・恐怖感が強い
被害者意識が強い
劣等感・罪悪感・絶望感が強い
脈略なく負の感情・記憶のフラッシュバックを起こす
行動力がない
対人関係への欲求が希薄
引きこもりがち
何らかの知覚過敏

アスペルガー特有の症状

とても繊細である
年齢不詳が多い
無表情でいることが多い
何らかの依存症に陥りやすい
慢性的な肉体の不調を持っていることが多い
（肩こり、下半身を中心とした変形性関節症、アレルギー、自律神経失調症、婦人科系の不調、慢性疲労症候群、睡眠障害など）
二次障害として精神疾患を発症することが多い
（鬱、パニック障害、対人恐怖症、強迫神経症、パーソナル障害、潔癖症、PTSD、フラッシュバック、統合失調症、アルコール・過食・浪費などの依存症）
論理的思考に長けている
視覚的記憶力が高い
独特の美的センスがある
理屈っぽい
哲学や根源的思考を好む
神秘主義を好む
正義感が強い
選民意識が強い
野心的
変わった趣味を持つことが多い
ものごとを同時並行で行なうことが苦手
子どもっぽい
バカにされることを極端に嫌う
他人に指摘されることを嫌う
指図、命令されることを嫌う

これだけを見ると、誰もがある程度は持っている性質のように思われるかもしれませんが、一般の人と比べてその度合いが極端に強いということです。また、アスペルガーは、その症状の種類の多さや度合いの強さにおいて、不注意型のADHDと比べるとはるかに深刻です。そして、アスペルガーが男性に多く発症するのに対して、不注意型ADHDは女性の発達障害に多く見られます。

不注意型のADHDの人は、まず見た目がボーっとしています。よく言えばミステリアスな雰囲気を持っている。行動はゆったりとしています。これはつまり、トロいということです。そして、恐怖心や不安感が異常に強く、いつも何かに怯《おび》えています。

傷つきやすく、ちょっとした言葉で深く落ち込んでしまう。そしてそれがずっと頭から離れません。ささいな出来事で、この世の終わりのごとく絶望してしまう。責任感が強く、真面目であるにもかかわらず、凡ミスが多く、落し物、忘れ物、失くし物もやたらと多い。

また、アスペルガーほどではありませんが、平均もしくはそれ以上の知能があります。雑談が苦手で、コミュニケーションをとるのがうまくありません。肌がきれいで年齢不詳、健康美に溢れているように見えるのだけれど、実はとても体が弱い場合が多く、月に一回は風邪を引いたりします。慢性疲労で、婦人科系の疾患を持っていることも多い。美意識、美容意識、芸術に対しての意識や欲求が高い人も多くいます。

だいたい以上が不注意型のＡＤＨＤの特徴です。ＡＤＨＤには、ほかに多動型、混合型がありますが、多動型のＡＤＨＤは、アスペルガーや不注意型のＡＤＨＤとは真逆の症状を発症する傾向があります。その特徴を次にまとめました。

多動型ADHDの特徴

社交性が高い
体力がある
リーダーシップがある
おしゃべり
興味の範囲が広い
外に出ることが好き
向こう見ずな行動が多い
スリルを好む
計画性がない
継続力がない
意志が弱い
集中力がない
一貫性がない
整理整頓ができない
規則的な動きや生活を嫌う
他人の注意を活かせない
目上の人に反抗的な態度をとる
飽きっぽい
気分屋、浮気性
自己中心的
無責任
話があちこちに飛ぶ
一カ所にじっとしていられない
刹那的な生き方をする
暴力的
忘れ物、落とし物、ケアレスミスが多い

このように多動型のＡＤＨＤの症状は、アスペルガーや不注意型のＡＤＨＤとはほぼ正反対です。発達障害の中ではもっとも多いタイプで、主に男性に発症します。

混合型のＡＤＨＤは、不注意型と多動型の症状が混在しているタイプで、女性に多く発症します。

人によって、いろいろな症状が部分的に突出していたり、混在していたりするので、来談者の傾向をよく見極めて、その人に合った改善方法を探すようにしています。

発達障害を宝に変える

発達障害は生まれながらに背負った十字架ではありません。むしろ、貴重な財産を授かったというべきです。なぜなら、彼らは必ずといっていいほど、何かしら一流の能力を持って生まれてきているのですから。これは、社会の財産でもあるのです。

エジソンしかり、ベートーベンしかり、歴史上、世界を変えてきた偉人の多くは発達障害者です。発達障害という概念は近年生まれたものですから、もちろん歴史上の偉人が発達障害であったという診断がされるはずもなく、ほとんどの人がこのことを知らずにいます。発達障害を持っていても、いや、発達障害を持っているからこそ、彼らは才能を発揮できるということを、広く知ってほしいと願っています。

アスペルガーに代表される発達障害は、適切なマニュアルに従うことで、大幅な改善が見込めます。マイナスの症状を軽減するだけでなく、プラスの症状に転化し、高い能力として発揮することができるようにもなります。

これまでに僕が提案してきたいろいろな改善方法は、僕自身の実体験と医科学的根拠に基づいたものです。精神論や根性論などではなく、スピリチュアル系の自己啓発や能力開発とも違います。現実的で具体的な方法論です。

これは決して、精神的なこと、根源的なことがどうでもいいと言っているわけではありません。このような本質の部分を、僕は非常に大切だと思っています。そもそも僕は、陰陽道が専門です。気とか直感とか、そっち方面の人間なのです。二十五歳ぐらいからは、公的機関からも仕事の依頼を受けています。僕の専門分野として、エネルギー体とか、魂とか、そちらの方面に踏み込んだ話もできるのですが、普段はあえてそういう話をしないように心がけています。これは、僕自身がアスペルガーであることにとても苦しみ、長年にわたってずっと悩み続けてきたからです。とにかく、まず楽になりたかったのです。おそらく発達障害に悩む人のほとんどが、そう思っていることでしょう。

僕のセッションでは、来談者の皆さんが社会に適応し、自立した人生を歩めるようになることを、第一の目標としています。

（おわりに）

これまでのセッションの結果と僕自身の体験をふまえて確立してきたこれらの方法は、副作用もなく、その人の苦しい症状を緩和させるのに有力であると確信しています。

これまでさまざまな努力をしてきたにもかかわらず、結果を出せずに悩み続けてきたアスペルガーの方、医療や教育分野における発達障害関係者の方は、数多くいらっしゃることでしょう。僕の提案する実践法が、そうした方々の一助となりますことを願ってやみません。

著者

二〇一五年二月末日

《参考文献》

最後に、吉濱セッションを確立するうえで、参考となった書籍や論文を参考文献として挙げておきます。

『自閉症だったわたしへ』（著：ドナ ウィリアムズ／訳：河野万里子／新潮文庫）
『自閉症だったわたしへ〈３〉』（著：ドナ ウィリアムズ／訳：河野万里子／新潮社）
『自閉症児のための絵で見る構造化―ＴＥＡＣＣＨビジュアル図鑑』（著：佐々木正美／絵：宮原一郎／学習研究社）
『自閉症スペクトル―親と専門家のためのガイドブック』（著：ローナ ウィング／監訳：久保紘章、佐々木正美、清水康夫／東京書籍）
『高機能自閉症・アスペルガー症候群入門―正しい理解と対応のために』（著：内山登紀夫、吉田友子、水野薫／中央法規出版）
『アスペルガー症候群（高機能自閉症）のすべてがわかる本（健康ライブラリーイラスト版）』（監修：佐々木正美／講談社）
『自閉症へのＡＢＡ入門―親と教師のためのガイド』（著：シーラ リッチマン ／監訳：井上雅彦、奥田健次／訳：テーラー幸恵／東京書籍）
『見える形でわかりやすく―ＴＥＡＣＣＨにおける視覚的構造化と自立課題』（ノースカロライナ大学医学部精神科ＴＥＡＣＣＨ部／編：服巻繁 ／訳：服巻智子／エンパワメント研究所）
『我、自閉症に生まれて』（著：テンプル グランディン＆マーガレット・Ｍ．スカリアーノ／訳：カニングハム久子／学研）
『認知発達治療の実践マニュアル―自閉症のＳｔａｇｅ別発達課題（自閉症治療の到達点２）』（編著：太田

昌孝、永井洋子／日本文化科学社）
『自閉症とアスペルガー症候群』（編著：ウタ フリス／訳：冨田真紀／東京書籍）
『アスペルガー症候群と高機能自閉症―青年期の社会性のために』（編著：杉山登志郎／学習研究社）
『自閉症の才能開発―自閉症と天才をつなぐ環』（著：テンプル グランディン／訳：カニングハム久子／学習研究社）
『アスペルガー症候群と高機能自閉症の理解とサポート』（編著：杉山登志郎／学習研究社）
『自閉症 成人期にむけての準備―能力の高い自閉症の人を中心に』（パトリシア ハウリン／監訳：久保紘章、谷口政隆、鈴木正子／ぶどう社）
『講座 自閉症療育ハンドブック―TEACCHプログラムに学ぶ（障害児教育指導技術双書）』（著：佐々木正美／学研）
『高機能広汎性発達障害―アスペルガー症候群と高機能自閉症』（編著：杉山登志郎、辻井正次／ブレーン出版）
『自立への子育て―自閉症の息子と共に〈2〉』（著：明石洋子／ぶどう社）
『自閉症児の（言語認知障害児）発語プログラム―無発語からの33ステップ』（著：石井聖／学苑社）
『自閉症スペクトラム児・者の理解と支援―医療・教育・福祉・心理・アセスメントの基礎知識』（編：日本自閉症スペクトラム学会／教育出版）
『StageⅣの心の世界を追って‐認知発達治療とその実践マニュアル（自閉症治療の到達点3）』（著：太田昌孝、永井洋子、武藤直子／日本文化科学社）
自閉症教育実践ガイドブック－今の充実と明日への展望』（編著：独立行政法人国立特別支援教育総合研究所／ジアース教育新社）
『こうすればできる：問題行動対応マニュアル―ADHD・LD・高機能自閉症・アスペルガー障害の理

《参考文献》

解と支援』（著：長沢正樹、関戸英紀、松岡勝彦／川島書店）
『青年期自閉症へのサポート－青年・成人期のＴＥＡＣＣＨ実践』（監修：佐々木正美／編著：梅永雄二／著：志賀利一、中山清司、西尾保暢／岩崎学術出版社）
『アスペルガー症候群の天才たち―自閉症と創造性』（著：マイケル フィッツジェラルド／訳：石坂好樹、花島綾子、太田多紀／星和書店）
『自閉症スペクトラムの子どもの言語・象徴機能の発達』（編：小山正、神土陽子／ナカニシヤ出版）
『言語聴覚士国家試験過去問題３年間の解答と解説〈２００７年版〉』（編：言語聴覚士国家試験対策委員会／大揚社）
『言語聴覚士国家試験過去問第３年間の解答と解説〈２００８年版〉』（編：言語聴覚士国家試験対策委員会／大揚社）
『標準生理学（STANDARD TEXTBOOK）』（監修：本郷利憲、廣重力、豊田順一／編集：小澤瀞司、福田康一郎、本間研一、大森治紀、大橋俊夫／医学書院）
『標準病理学（STANDARD TEXTBOOK）第3版』（監修：秦順一／編集：坂本穆彦／編集協力：北川昌伸／医学書院）
『DSM-IV-TR 精神疾患の分類と診断の手引』（著：American Psychiatric Association／訳：高橋三郎、大野裕、染矢俊幸／医学書院）
『標準脳神経外科学（STANDARD TEXTBOOK）第10版』（編集：山浦晶、田中隆、児玉南海雄／医学書院）
『高次脳機能障害学（標準言語聴覚障害学）』（シリーズ監修：藤田郁代／編集：藤田郁代、関啓子／医学書院）
『医学書院医学大辞典 第2版』（総編集：伊藤正男、井村裕夫、高久史麿／医学書院）
『分子栄養学』（編：榊原隆三／共著：岡達三、川口巧、佐田通夫、杉元康志、中野隆之、原田大、堀内正久／建帛社）

『分子栄養学　第2版―栄養素と生活習慣病の分子生物学』（編著：垣沼淳司／光生館）
『分子栄養学講義』（著：柘植治人／学進出版）
『地理的プロファイリング―凶悪犯罪者に迫る行動科学』（著：D．キム ロスモ／監訳：渡辺昭一／北大路書房）
『犯罪心理学―行動科学のアプローチ』（著：バートル，カート・R．、バートル，アン・M．／監訳：羽生和紀／編訳：横井幸久・田口真二／北大路書房）
『犯罪心理学―犯罪の原因をどこに求めるのか（心理学の世界 専門編）』（著：大渕 憲一／培風館）
『脳とワーキングメモリ』（編著：苧阪直行／京都大学学術出版会）
『情動とストレスの神経科学』（編：田代 信維／九州大学出版会）
『はじめての応用行動分析 日本語版　第2版』（著：ポール・A．アルバート　アン・C．トルートマン／訳：佐久間徹・谷晋二・大野裕史／二瓶社）
『自閉症児の親を療育者にする教育―応用行動分析学による英国の実践と成果』（編：ミッキー キーナン、ケン・P．カー、カローラ ディレンバーガー／監訳：清水直治／二瓶社）
『交通行動の分析とモデリング―理論／モデル／調査／応用』（編著：北村隆一、森川高行／著：佐々木邦明、藤井聡、山本俊行／技報堂出版）
『糖尿病治療ガイド〈2008‐2009〉』（編：日本糖尿病学会／文光堂）
『統合失調症治療ガイドライン』（監修：精神医学講座担当者会議／編集：佐藤光源、丹羽真一、井上新平／医学書院）
『摂食障害の診断と治療―ガイドライン（2005）』（編：石川俊男、鈴木健二、鈴木裕也／マイライフ社）
『自閉症治療スペクトラム―臨床家のためのガイドライン』（編集：中根晃、内山登紀夫、市川宏伸／金剛出版）

風雲舎の本

野生の還元力で体のサビを取る

（ミネラル研究家）中山栄基

化学物質がもたらした「大酸化」の時代。還元物質を求め、ついにたどりついた自然の中の理想的なミネラルバランス！

四六判並製◎［本体1500円＋税］

がんと告げられたら、ホリスティック医学でやってみませんか

（帯津三敬病院名誉院長）帯津良一

三大療法（手術、放射線、抗がん剤）で行き詰まっても、打つ手はまだあります。諦めることはありません。

四六判並製◎［本体1500円＋税］

身体の痛みを取るには気功がいい！

（小坂整形外科医院院長）小坂 正

触れば治る！ 思えば治る！ 気功のあと、患者さんのほとんどが、身体が軽い、楽だ、信じられない、「何、これ？」というような驚きを見せます。「これまで苦しんだ〝年間は何だったんでしょう？」と戸惑います。気功治療の実例を網羅。

四六判並製◎［本体1429円＋税］

宇宙方程式の研究
——小林正観の不思議な世界——

小林正観 vs. 山平松生

静かな語り部・小林正観。この人の考えに触れると、あなたの人生観がきっと変わります。

四六判並製◎［本体1429円＋税］

釈迦の教えは「感謝」だった
——悩み・苦しみをゼロにする方法——

小林正観

小林正観流の「般若心経」の解釈。「苦とは、思いどおりにならないこと」と解すれば、「般若心経」は簡単なことを語っています。釈迦の教えは、「ありがとう」と感謝することだったのです。

四六判並製◎［本体1429円＋税］

風雲舎の本

僕が正観さんから教わったこと
——愛弟子が見たその素顔と教え——

（「正観塾」師範代）高島　亮

大事なのは、実践ですよ。「五戒」「う・た・し」、そして「感謝」。それを日常生活の中で実践すること……正観さんが教えてくれたのは、それでした。

四六判並製◎［本体１４２９円＋税］

遺稿　淡々と生きる
——人生のシナリオは決まっているから——

小林正観

「ああ、自分はまだまだだった……」。天皇が元旦に祈る言葉と、正岡子規が病床で発した言葉は、死と向き合う著者に衝撃を与えた。そして、到達した「友人知人の病苦を肩代わりする」という新境地。澄み切ったラストメッセージ。

四六判並製◎［本体１４２９円＋税］

愛の宇宙方程式
——合気を追い求めてきた物理学者のたどりついた世界——

（ノートルダム清心女子大学教授）保江邦夫

自分の魂を解放し、相手の魂を包み込み、ひたすら相手を愛すること。それが愛魂（あいき）だ。UFOが飛ぶ原理も、愛魂の原理も、同じ「愛」だった。

四六判並製◎［本体１４２９円＋税］

人を見たら神様と思え
——「キリスト活人術」の教え——

（ノートルダム清心女子大学教授）保江邦夫

活人術の世界へようこそ。ここには愛があふれています。生き方がガラっと変わります。活人術は、そっとそこにいて、相手に気づかれず、天の恵みを注ぎ、森を育てる小ぬか雨です。

四六判並製◎［本体１４２９円＋税］

予定調和から連鎖調和へ
——アセンション後、世界はどう変わったか——

（ノートルダム清心女子大学教授）保江邦夫

世界が変わった！　そこは、連鎖調和から生まれる願いがかなう世界。そこは、時空を超えた調和のあるいい世界。僕らは今、その裂け目の真っただ中にいる！

四六判並製◎［本体１４２９円＋税］

吉濱ツトム（よしはま・ツトム）
発達障害カウンセラー。スピリチュアルヒーラー。
幼少のころから自閉症、アスペルガーとして悲惨な人生を歩む。他人とコミュニケーションができない、強い不安や恐怖がある、劣等感が激しい、病気にかかりやすい、慢性疲労がある—などの症状に苦しむ。その後、発達障害の知識の習得に取り組み、あらゆるアスペルガー改善法を研究し、実地に試す。数年後、「典型的な症状」が半減。26歳、社会復帰。同じ障害で悩む人たちが口コミで相談に訪れるようになる。以後、自らの体験をもとに知識と方法を体系化し、カウンセラーへ。個人セッションに加え、教育、医療、企業、NPO、公的機関からの相談を受けている。本書は第一作。
URL　http://yoshihama-tsutomu.com/
E-mail　yoshihamatsutomu@gmail.com

アスペルガーとして楽《たの》しく生《い》きる

初刷　2015年3月20日
4刷　2022年6月25日

著者　吉《よし》濱《はま》ツトム
発行人　山平松生
発行所　株式会社　風雲舎
〒162-0805　東京都新宿区矢来町122　矢来第二ビル
電話　〇三-三二六九-一五一五（代）
FAX　〇三-三二六九-一六〇六
振替　〇〇一六〇-一-七二七七六
URL　http://www.fuun-sha.co.jp/
E-mail　mail@fuun-sha.co.jp
DTP　株式会社ワイズファクトリー
印刷　真生印刷株式会社
製本　株式会社　難波製本

ISBN978-4-938939-80-9